捉えてますか？
放射線線量の全体像

CT装置、血管撮影装置、透視撮影装置…。
検査装置から発生する画像データを自動で受信し、
検査で照射されたX線量をもれなく一括管理することで、
患者様にとって、より安全・安心な検査環境を実現します。

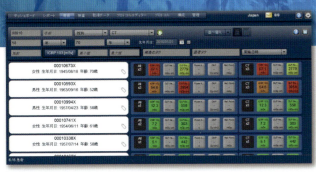

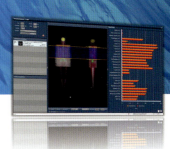

ネットワーク型マルチモダリティ対応線量管理システム

Radimetrics
Enterprise Platform

- 被検者ごとに累積線量を表示する管理機能
- 線量の最適化に役立つCT線量シミュレーション機能
- 統計情報の作成・分析・解析がスピーディに行えるダッシュボード機能
- ネットワーク型マルチモダリティ対応

製品に関する詳細情報は、取扱説明書等をご参照ください。

■販売元 **バイエル薬品株式会社**
大阪市北区梅田2-4-9 〒530-0001
E-Mail: NMKK-CS@bayer.com

L.JP.MKT.RI.03.2017.1348

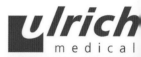

Dual energyの時代
低濃度造影剤の時代
CTmotionの時代

Dual energy撮影や低管電圧撮影のルーチン化に伴い、フローレートを落とさない低濃度造影剤の需要が高まっています。CT motionはバイアルタイプの低濃度造影剤を無駄なく使用可能。さらに、100%の生食後押しを実現し、新時代の造影検査をサポートします。

実機展示予定
9/21〜23【第34回 日本診療放射線技師学術大会】 海峡メッセ下関
10/4〜6【第46回 日本放射線技術学会秋季学術大会】 仙台国際会議場
We look forward to having you join us!

CT専用インジェクター
CTmotion

製造販売元 **株式会社インテグラル** 〒141-0021 東京都品川区上大崎2-2-2 新目黒東急ビル11F TEL 03-6417-0810 http://www.integral.to/
販売名：造影剤自動注入装置 CT motion 認証番号：228AABZX00034000 販売名：輸液セット 承認番号：22800BZX00221000

Multislice CT 2018 BOOK 企画にあたって

人工知能時代を迎える若い方々へのメッセージ

小林泰之

聖マリアンナ医科大学大学院医学研究科 医療情報処理技術応用研究分野

「こんなことを言うのはたいへん失礼かと思うんですけど、放射線科医と病理医は将来AIに取って代わられると聞いているので、放射線科医にはなりません」。今年の1月、BSL教育の際に学生に画像診断の魅力を語り放射線科医としての将来を勧めたときに返ってきた言葉だ。2016年にGeoffrey E. Hinton先生が「5年以内、あるいは10年以内にDeep Learningの方が放射線科医よりも優れるようになるので、放射線科医の教育は止めるべきだ」という衝撃的な言葉を聞いたことを思い出す。

昨年度の北米放射線学会では、Curtis Langlotz先生が「AIが放射線科医の代わりになるかという質問に対する私の答えは『ノー』だ。しかし、AIを使用する放射線科医は、AIを使用しない放射線科医に取って代わるだろう」と述べている。昨年の北米放射線学会のAIに対する異常な熱狂は驚くべきことであった。AIと名が付くあらゆるセッションに講演開始の30分前に行かないと会場にさえ入れなかったのである。それに対して、日本国内での盛り上がりは必ずしも高くない。「日々の業務で忙しくて、まだ先のAIを学ぶ余裕がないし、学んでも自分達では何もできず役に立たない…」なんて声が聞こえてくる。

われわれが関与するしないにかかわらず、AIは確実にわれわれの業務に活用されるようになる。「将来にAIが診断・治療方針の決定を行う時代が来ることは間違いなく、医学は飛躍的に進歩するとともに、医師が時間的・精神的余裕を獲得することにより医師の原点"人を癒す"に立ち返ることができる」といわれる。先日、政府は、AIは判断を誤ることもあり得るため医師の診断を支援する機器と位置づけ、「最終的な診断や治療方針の決定と責任は医師が担う」との原則を医師法上の取り扱いで規定するとの方針を発表した。われわれにとっては朗報であるが安心してはならない。米国のFDAは医師不要で診断可能なAI医療機器を販売する初の認可を本年4月に与えている。われわれが積極的にAIに関与して、国内の日々の業務に適合するようにAI開発の方向性をコントロールしていかなければならない。

東京大学の松尾豊先生が、日本はAI後進国で「世界で勝てる感じがしない、敗戦に近い」と警鐘を鳴らしている。近年、日本の放射線科医が日々の業務増加の中でCT/MRI等のモダリティに興味を失いつつあると感じている。同様にAIに対しても興味をもてずにいつづけるとしたら、そのような放射線科医が必要とされなくなる将来を感じざるを得ない。われわれ、放射線科医や診療放射線技師は、CT/MRI等のモダリティなど最新技術に触れながら日々仕事をしている。もっともAI等の最新技術に近い位置にいて最新技術に親和性が高いのがわれわれである。放射線科医や診療放射線技師がAIと共創する次世代医療を創り上げるのは、若い皆さんだ。「統計学を学ぶようにAIを学ばなければならない」時代である。

最後に、今年も興味深い最新情報が満載の本誌をお楽しみ下さい。この場をお借りして、ご寄稿いただいた先生方に心より感謝申し上げます。また、本誌に加えて、さまざまな医療AI/ICT関連の最新情報を私のFacebook（/yasukoba2）でも流していますので、ぜひ友達申請してお役立て下さい。

CT研究へのいざない
CT研究へのモチベーション

鳥取大学 病態解析医学講座 画像診断治療学分野
太田 靖利

　本原稿の依頼を受け取ったとき、自分が果たして、CT研究に興味をもっていただけるようなことを述べるのにふさわしいか甚だ疑問に感じたが、エッセイを書かせてもらうような貴重な経験は、ブログでも始めない限りなさそうなので、引き受けさせていただいた。CTを用いた臨床研究をはじめた経緯や日頃、研究について心がけていることについて書き連ねてみたい。

モチベーションを保つ
　本稿を読んでいただいている時点で、CT研究をすでにされているもしくは興味をもたれ、それなりにモチベーションをもたれているかと思う。
　研究を続ける上で、モチベーションを保ち続けることには苦労する。部門の義務で研究をせざるを得ない方（私もその1人だが）、大学院生など半強制的状況で研究を始める方もいらっしゃると思う。多少の苦労は成長のための苦しみと思って乗り切る。
　自分の場合は、幸いにして、外出することが好きな性分であるので、学会にてほかの地方に小旅行できることがちょっとしたご褒美となっている。これをペースメーカとして研究を回している。また、発表したからまあ論文にしてみようか（せざるを得ない…という医局からの圧力）といった流れである。
　多忙な日常の診療業務中に研究を行う時間はなく、データを取る、纏める時間を捻出することに苦労する。
　今では当たり前に使用されているポストイット®を開発したメーカでは、日常の15%程度をほかの研究に使ってよいとのルールがあり（私にはそんな時間ありません）、その中で社員が会社のプロジェクトでなく、極秘に開発を進めたと聞く。同じ訳ではないが、1日または1週間の内、限られた時間をひっそりとワークステーションに向かい、蓄積されている画像からデータを取ること、新しい画像表示法など試行錯誤が容易にできることは、動物実験にはない、CT研究の魅力である。

CTの面白さ
　医学研究を行う上で、最終的には、患者にとっての利益の向上に繋がるべきことは言うまでもないが、その前段階として、CT研究では物理的特性評価、画質評価、撮像法、画像と病理の対比、などサブジャンルが多数存在する。また、CTは枯れた技術でなく、次々と新たな手法が登場するので、その研究対象としても興味は尽きない。機器を使った研究をする上で、その機器を知ることが重要と思う。ただ漫然と車に乗っているだけや料理を食べているだけよりは、車を構うことや、料理が好きな人は向いているかもしれない。

CT研究でやってきたこと
　もともとは、心臓MRIを用いた臨床研究を行いたいと思って、放射線科に進んだのだが、当時、

症例がほぼ皆無であり、研究に必要なそれなりの症例数が見込める心臓CTを用いて、できることから始めたのがCT研究を行うきっかけである…とは言っても横断的な体制が整っている訳でもなく、あるものからとりあえず何かできないかを考えて取り組んできた。そのうち、診療放射線技師、循環器内科医とのコネクションもでき、臨床的テーマを設定してから前向きにデータを取り始めるようになった。言い方を変えれば、テーマを囁く（ように押しつけてくる）上司や、研究の枠組み（義務）がなく、ポストイットのように自由にさせていただいたお陰で伸び伸びとできた節はある。

Dual energy CTが導入されてからは、特に循環器領域での活用法を探るべく、冠動脈、心筋など領域を分け、CTの特性を活用してどのように臨床的有用性を発揮させるかを念頭に研究テーマを設定した。とは言っても、わかっていないことだらけで、まず、dual energy CTの基本を知りたいと思っても、教科書がない。逆に言うと、研究され、一般的知見となっていることが少なく、研究テーマとして新しいことの裏返しともいえ、それがモチベーションともなった。

続けるこつ 研究ネタ

ざっくばらんに会話ができる仲間、良き理解者（上司）に恵まれたので、ここまで研究を続けることができたことと、やはり、新たな発見がある楽しさがあったのかなと思う。

研究ネタを探す方法は、私が教えてほしいくらいであるが、先ず念頭に置いているのが、師匠の小川敏英先生が常々おっしゃられた「オリジナリティ」である。小規模な施設ではこれが重要である。では、どうやって探したらよいのか、自分も答えがないが、読書家で、元マイクロソフト社長の成毛眞氏はジャンルの異なる本を同時に読むと、化学反応を起こして新たな発想が得られる旨を発言しておられる。同じではないが、CT研究も、学会では自分の領域ではないセッションに敢えて出てみることによって、新たな発見があることが少なくなかった。特に、紙ポスター展示を見て回るのが楽しく、各研究者が結果をいかに目立つように、わかりやすく伝えるかを苦心して作成している（はず）ので、新聞の3面記事に目を通すがごとく、歩き回って眺めているだけで、潮流を掴むことができるし、ほとんど専門外の領域であっても、書店を彷徨いて新たなジャンルの本と出会うかのごとく、新たな発見が得られる。気になったポスターがあれば近寄ってじっくり見ればよい。こうして得られた新たな発見？が次の研究へのモチベーションとなる。

ただ昨今、ポスター発表は紙から電子ポスターへ移行しつつある。電子ポスターは、直前まで手直しが可能、印刷代が必要ない、大きなポスターを運ぶ必要がないなど、メリットは大きい一方で、個人的には、スライドを開いて最後まで順に見ないとわからない、研究の流れが掴みにくく、案外見るのに時間がかかる等の難がある。また、ネット検索と同じで、どうしても自分と関連のある分野に偏りがちで、敢えて専門外の発表を開いてみる気になかなかなれないので、読み流すなかで新たな発見を求めたい自分にはちょっと残念である。

紙面が足りなくなってきたので、この辺りで筆を擱くこととする。私の経験がここまで読んで下さった諸兄姉にとって何らかの参考になれば幸甚である。

CT研究へのいざない

『研究』と『臨床』

愛媛大学医学部附属病院 放射線科
城戸倫之

「若手の放射線科医、放射線技師にCT研究に興味をもっていただけるようなエッセイ」という内容で、本稿の執筆を依頼された。まだまだ若手気分が抜けない若輩者の自分には荷が重いと思いつつも、このコーナーを企画されている小林泰之先生と陣崎雅弘先生のCT研究に対する熱意を思うと、快諾以外の選択肢は思いつかなかった。

しかし、はじめに正直に申し上げておくと、研究にいざなうどころか、私は放射線科医になったばかりのころは、研究というものに興味がなかった。いや、興味がないどころか否定的な考えをもっていたと言ってもいい。それは、日常臨床の読影の勉強で精一杯だったこともあるが（それは今も変わらないが）、どこかで『研究をする』ということは『臨床を疎かにする』というようなイメージをもっていたためだ。これを読んでいる若い放射線科医、放射線技師の皆さんの中にも、漠然とそんなイメージをもっている人が、少なからずいるのではないだろうか。

そんな私が研究に初めて触れたのは、2010年に大学院に進んだことがきっかけであった（当初は、学位を取るまで頑張ってみようくらいの軽い気持ちだった）。

大学院生として心臓CTの研究に携わることになったのだが、そのころはまだ心臓CTが今ほどは普及していなかった。そのため関連病院で救急疾患や癌のステージングなどを研修していた自分にとって、循環器画像はまったくの新しい分野であった。当時、愛媛大学には最新のCT装置である256スライスCTが導入されており、心臓全体をカバーするダイナミック撮像の研究が行われていたころだった。心臓CTといえば冠動脈狭窄の評価がどれだけできるかを議論していたころに、冠動脈狭窄だけでなく心筋虚血まで診ようという試みに驚かされたのを覚えている。それと同時に、今までできなかったことを可能にしようとする研究をとても刺激的だなと感じた。その後のCT装置性能の進歩と心臓CT検査の飛躍的普及に関しては皆さんご存知のとおりである。私は現在、心臓MRIをメインに研究を行っているが、大学院生になった当初は、心臓CTを通して、解剖や撮像の原理、研究デザインの作り方、発表の仕方、論文のまとめかたなどを学んできた。このときの経験が、今の自分の研究の基礎になっていることは間違いない。

先日、若手大学院生と雑談をしているとき、驚かされることがあった。彼らは、心臓CTで研究を行っているにもかかわらず、心電図同期マルチ

セクター再構成法についてほとんど何も知らなかったのだ。私が大学院生のころは、患者の心拍数や管球回転速度に応じてtemporal windowが変動するといった原理について、頭を悩ませながら教科書と睨めっこしたものだった。しかし、最近の若手は、はじめから圧倒的な時間分解能を誇る二管球CT装置を使って研究をしているため、マルチセクター再構成法に触れることもないというわけである。数歳年下なだけの後輩に、研究のジェネレーションギャップを感じさせられるとともに、CT装置性能の進歩の早さを再認識させられた。今の若手放射線科医や放射線技師は、私が経験したCT装置性能の制限を克服した状態で研究が行えているわけである。実に羨ましい。

しかし、放射線科医であれば、得られた画像を診るだけでなく、その画像が作られる原理などにも精通しなくてはいけない。その知識が、アーチファクトなどの偽所見やその原因に対する理解を深め、画質の改善や診断能力の向上に繋がるからだ。その後、もちろん彼らも勉強し、今はマルチセクター再構成法についてしっかり理解している（はずである）。

はじめに、『研究をする』ということは『臨床を疎かにする』というイメージをもっていたと書いた。これは大きな間違いであった。大学院を卒業し、現在も循環器画像の研究を行っている今の私は、研究をすることは決して臨床から離れることではなく、逆にその分野の臨床を極めるためには必要な条件と考えている。

研究をすることで得られる深い知識や考え方は、間違いなく自分の臨床力を伸ばし、自信にも繋がっているからだ。

最近AIによる読影や撮像プロトコルの自動決定などが話題となってきている。仕事が奪われるかもしれないなどと悪戯に不安を煽るような情報を世間ではよく耳にするが、そもそも、優秀なAIを開発するには優良な教師データが必要となる。研究を経験し、深い知識をもっている放射線科医や放射線技師であれば、優秀な教師としてAIを教育し、管理する立場になれると確信している。来たるべき新しい医療現場に適応するために、われわれも日々精進しなくてはならない。

医局長となった今、若いころの自分のことを棚において、若手医局員に『本当に優秀な放射線科医になりたいなら、臨床だけでなく研究も経験していかなければいけないぞ。』などと偉そうに話している自分がいるのである。

CT研究へのいざない

ラジオロジカルテクノロジストの条件

三重大学医学部附属病院 中央放射線部
永澤直樹

> 「テクノロジストこそ、先進国にとって唯一ともいうべき
> 競争力要因であり続ける人たちである」
>
> P.F.ドラッカー(テクノロジストの条件 ダイヤモンド社)

　マネジメントの父として知られ、経営学者として有名なドラッカーが記した多くの書籍の中の1つ"テクノロジストの条件"の中にこの一節がある。

　ドラッカーはその書籍において、技術の目的は限界の克服であり、新たな文明を創るのは知識労働者であるテクノロジストだと述べている。そして驚くべきことに医療分野におけるテクノロジストの1人として放射線技師を挙げている。

　私が診療放射線技師(Radiological Technologist)になって18年、その半分以上の歳月をCTの世界に費やしてきた。ちょうどその時期はCTメーカ各社が面検出器や2管球CT、逐次近似再構成法等、革新的な装置や技術を次々と発表したころで、次々と当院に導入されるCTの恩恵に預かり、学会発表を行ってきた。

　"CT研究"という言葉を大上段に構えてお話するほどの実績も経験もない地方大学病院のヒラの放射線技師の戯言で恐縮であるが、"見えないものを見えるようにする"、"これまで不可能だったものを可能にする"、これらを意識して研究を続けてきた。

　現代医療はチーム医療が一般的になっており、病院における放射線技師の役割は、放射線等を駆使して画像を生成し、医師に提供することである。院内でも放射線機器は上位に入る高額機器のため、ある病院管理者の言葉を借りると、「放射線部門はF1チームみたいなものだ。CT装置はレースカーであり、放射線技師はF1ドライバーである。よいクルマと腕のよいドライバーがいればよい結果が生まれる。医師はそのチームをよりよいものにするコンダクターである。」

　このように放射線技師を気持ちよく持ち上げてくれる話もある。

　では臨床研究ではどうか。臨床研究も医療現場と同様に医師を中心としてチームで行うことでよりよい結果を得ることが期待できる。放射線技師もしくはそれをバックグラウンドにもつ研究者が画像の生成部分の技術でチーム臨床研究をサポートすることができると私は信じている。米国放射線技師会の講習に参加した際、"放射線技師はレシピを創るシェフになれ"という話が出た。線量や撮影タイミング等の撮影プロトコル(レシ

ピ）を構築し、画像（料理）を提供するのが役目だという趣旨であった。医師から、「濃い味の料理が欲しい、でも塩分は控えめで」というオーダーに対し、放射線技師はどのようなレシピを創作するのかが腕の見せどころとなる。私もよく医師から「ノイズが少ない絵が欲しい、でも線量は控えめで」と無茶振り（？）のようなことをいわれることがあるが、それは放射線技師がチーム内で求められている役割であり、プロフェッショナリズムをもって課題に当たっている。たとえ不可能な要望であってもそれが人類のニーズであり、ありとあらゆる手法を用い、組み合わせればできるかもしれない。そうすればまだ人類が食べたことのないような未知の料理ができるかもしれない。

…技官は研究者の下で実験を技術的に補助する役割で、通常は論文執筆や研究発表に携わらない…（2016年12月11日中日新聞"チーム大隅 無限の育成力"）

これはノーベル医学生理学賞を受賞した大隅氏に関する新聞記事の中の1文で、大隅氏の研究チームに所属する技術職員の壁谷氏が執筆した論文が世界的評価を受けたことを紹介している。大隅氏は技官の壁谷氏に対し英語発表や論文執筆の方法を指導したと書かれている。

放射線技師は研究をする職種とはあまりみられていない。私が放射線科医と一緒に、ある診療科の研究ミーティングに参加した際、その診療科の医師より「放射線科は羨ましいです、実験助手がたくさんいて」といわれたことがある。確かに世界中の放射線技師のうち、研究も行う者はわずか数％だろう。そしてまだ歴史の浅い放射線技師の育成において一流の研究ノウハウが学べる機会は一部に限られている。理想の放射線技師のロールモデル—実在する人物はもちろん漫画や物語やテレビドラマも含めて—が圧倒的に少ない現状がある。

われわれ放射線技師はどのように臨床研究を進めればよいか。元外交官で作家の佐藤優氏は著書：読書の技法で、"本物を身につけるには良質な指導者から学べ"と言っている。われわれには放射線科医がいる。悠久の医学の歴史を礎に育成され、優れた能力をもつ医師から研究ノウハウを学ぶことが放射線技師の臨床研究における最速の近道と考える。また医師とともに研究をすることで臨床の現場のニーズを掴むこともできる。

冒頭に紹介した書籍、"テクノロジストの条件"でドラッカーはこう締めている。

知識が今日、権力を握った。機会と栄進への道となった。科学者やテクノロジストは脇役ではなく、主役となった。

技術の目的は限界の克服であり、新しい文明はみな技術革命によって起きている。イノベーションを行わないとその文明は既存のリソースを食い尽くし、やがて衰弱していく。たとえ小さな研究でもそれに挑戦し、人類が少しでも先に進むことに貢献できる、そんなラジオロジカルテクノロジストになりたい。

Multislice CT 2018 BOOK

キヤノンメディカルシステムズ（株）
Canon Medical Systems Corporation

Precision in Every Detail
存在診断から鑑別診断へ、「高精細」の新たな基準。

高精細CT Aquilion Precision

より「広く」より「速く」、X線CT装置は登場以来、進化をとげてきました。「広く」という点では、2007年、16cm幅が撮影できる320列エリアディテクターを備えたAquion ONE™によって、心臓や脳全体が1回転で撮影可能になりました。「速く」という点では、最速0.275秒／回転の高速撮影で、より短時間での検査を実現しました。その一方で約30年間、大きく進化できなかったのが、より「細かく」の領域です。

Aquilion Precision™は、この高精細化にフォーカスした、まったく新しい進化軸のCT装置。空間分解能を従来の約2倍に向上させ、臨床研究の最前線に、質の高い臨床画像を提供いたします。

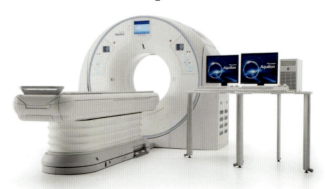

Ultra High Resolution CT
形態情報の取得に革命をもたらす、「0.15mm」の圧倒的な分解能

●空間分解能「0.15mm」

空間分解能推移

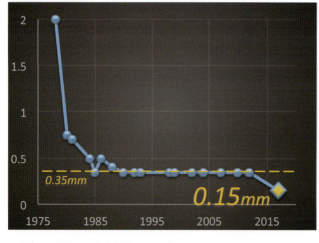

スリットファントムによる空間分解能　視認例

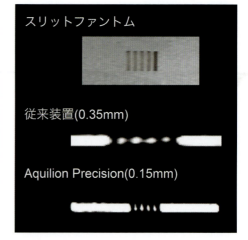

長年の時を経て進化を続けたUHRCTは、圧倒的な分解能を取得し製品化を実現しました。これまで検出不可能だった細かな生体情報を得ることができる世界で唯一の高精細CTにより、新たな臨床価値を提供します。

Multislice CT 2018 BOOK

UHR Core Technology
高精細CTのために開発された、革新的コア・コンピタンス

● UHR Detector System
0.25mm X 1,792 channel

0.25mm, 1,792chの高精細画像を取得可能な新検出器を開発。最小スライスを実現する、新素材開発、超微細加工技術、高精度組立技術を確立に成功しました。

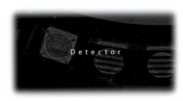

● High Precision X-ray Tube
0.4mm X 0.5mm Focus

0.4mm×0.5mmの世界最小クラス極小焦点X線管球を開発。検出器サイズ・焦点サイズ共に微細化を行えることで、XYZ方向の空間分解能向上が可能になります。

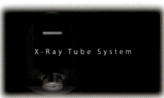

● High Precision Couch System
0.05mm Vibration

0.15mmの解像度のために、被写体のブレ抑制を追及。高剛性化・新たにフレーム駆動機構を開発し、従来のスキャン時天板振動の1/2以下（50μm）を実現しました。

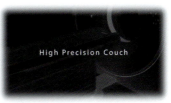

● High Speed Reconstruction
80fps 1,024×1,024

大容量収集データをハンドリングするために、従来の5.3倍の再構成能力を実現。1,024マトリクスデータを高速画像再構成・高速転送ネットワークにも対応し、ストレスの無く運用可能になりました。

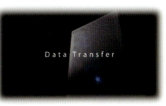

高精細CT装置 Aquilion Precisionは、「X線検出器」「X線管球」「撮影寝台」「画像再構成ユニット」などCT装置の核となるコンポーネントすべてを刷新し、従来に比べ面内・体軸方向にそれぞれ2倍の空間分解能を実現しました。

Intelligence for Precision
高精細CTのポテンシャルを引き出す、次世代の画像再構成法

● AiCE
（Advanced intelligent Clear-IQ Engine）

DLR（Deep Learning Reconstruction）を用いた新画像再構成を世界に先駆けてCTに搭載。FIRSTで得られた高品質データを学習画像に採用し、CTスキャナの最大限の分解能を引き出しノイズ低減が可能。低コントラスト領域においても、粒状性を維持し、高いノイズ低減を効果を発揮します。

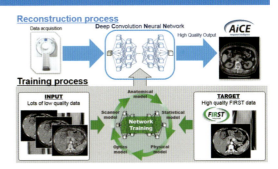

高精細CT装置 Aquilion Precisionの進化はメカニカルな部分にとどまりません。Deep Learningを用いた画像再構成技術を搭載し、次世代の画像再構成のあり方を提案します。

お問い合わせ／キヤノンメディカルシステムズ株式会社 広報室　TEL：0287-26-5100　https://jp.medical.canon/

Multislice CT 2018 BOOK

(株)日立製作所 Hitachi, Ltd.

SCENARIA View

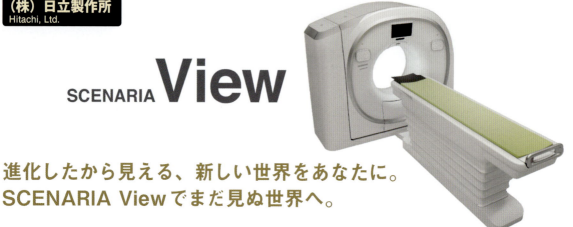

進化したから見える、新しい世界をあなたに。
SCENARIA Viewでまだ見ぬ世界へ。

Hitachi's Next-generation Iterative Dose Reduction IPV

「被ばく低減」と「高画質化」の両立を実現した次世代の逐次近似処理であるIPV*をSCENARIA Viewに搭載しました。IPVは高い被ばく低減率においても、画像の質感（Texture）を維持し、低線量時でも視認性の優れた画像を提供します。FBP画像と比較し、画像ノイズは最大90%、被ばくは最大83%の低減が可能です。また、高コントラスト分解能と低コントラスト検出能はそれぞれ最大2倍に改善することができます。

*Iterative Progressive reconstruction with Visual modelingの略称です。

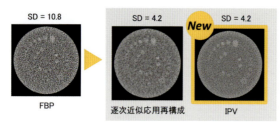

AutoPose

SCENARIA Viewは、撮影されたスキャノグラムから画像処理を用い、撮影範囲を自動設定*するAutoPoseを搭載しています。予めマージン量を設定することも可能です。AutoPoseによって、撮影範囲の設定時間の短縮を実現し、設定位置の再現性も向上します。

*自動設定された撮影範囲は操作者による確認、調整が必要です。

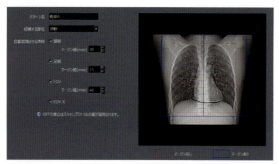

80cm Bore & Compact Gantry

広々とした開口径に加え、開口部分をなめらかな形状にすることで被検者へのアクセス性が向上しました。
開口径が広くなってもガントリはコンパクトです。

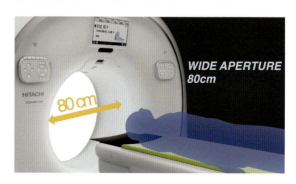

3-Unit Configuration

ガントリ、寝台、操作卓だけの真の3ユニット構成*を実現しました。これにより検査室スペースの有効活用が可能です。

*電源電圧が400 Vの場合

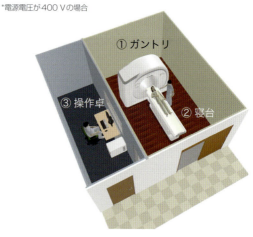

医療機器認証番号:230ABBZX00027000
販売名：全身用X線CT診断装置 SCENARIA View

Multislice CT 2018 BOOK

大きな可能性をこの小さなCTの中へ

COMPACT 64ch/128slice CT

Supria Grande

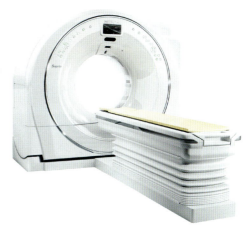

これからの医療環境では、CTにも実にさまざまな機能が、高いレベルで求められます。
めざしたのは、妥協せずそのすべてをクリアすることができる64列CT。
今、CTの導入をご検討されているすべてのお客様へ

64列CTのポテンシャルを活かしきる、高速撮影・高画質

HiMAR

HiMAR（High Quality Metal Artifact Reduction）は金属データをもとにアーチファクトを推定し補正を行うもので、日立独自のアルゴリズムを採用しています。

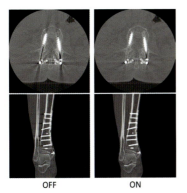

Eco mode

Eco modeには2つの機能があります。On-time Standbyと呼ぶ機能はガントリに内蔵する機器を制御することで、消費電力を抑制する機能です。さらにOff-time modeと呼ぶ機能を搭載しています。これは、X線検出器は特性安定化を目的に非使用時も通電していますが、この通電時間を抑制することで待機時消費電力をより抑制する機能です。これらの機能によるEco modeは従来タイプのSupria Grandeと比較し消費電力を最大55％低減することができます。

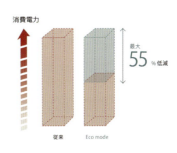

Intelli IP RAPID

CTのノイズ低減効果と、高画質化技術として期待される「逐次近似再構成」の原理を応用した、先進のノイズ低減技術を搭載しました。必要最小限の被ばく線量と、画像ノイズやアーチファクトの低減による高画質化を同時に実現します。ご施設の運用ポリシーに沿った低ノイズ化を実現するために、ノイズ低減の強度を7段階用意しました。さらにIntelli IPに加えて、演算を大幅に高速化したIntelli IP RAPIDを用意いたしました。

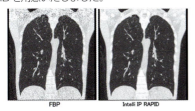

Simple Siting

64列CT装置でありながらガントリ、寝台、操作卓だけの3ユニット構成*で検査室のスペースを有効活用できます。標準寝台との組み合わせでは、従来のシングルスライスCT相当の最小12㎡の検査室にも設置可能です。

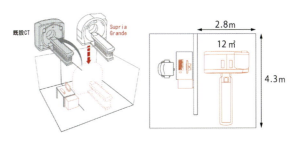

Supria Grandeは、Supriaの64列検出器搭載モデルの呼称です
医療機器認証番号：225ABBZX00127000　販売名：全身用X線CT診断装置 Supria

*電源電圧200Vの場合

お問い合わせ／TEL：03-6284-3100

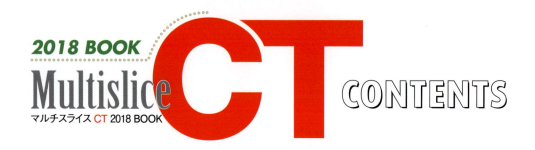

序説 「Multislice CT 2018 BOOK」企画にあたって
人工知能時代を迎える若い方々へのメッセージ／
小林泰之（聖マリアンナ医科大学）・・・・・・・・・・・・・・・・・・・・・・・・・・・・・・・・・・ ③

CT研究へのいざない
CT研究へのモチベーション／太田靖利 ・・・・・・・・・・・・・・・・・・・・・・・・・・・・・ ④
『研究』と『臨床』／城戸倫之 ・・・・・・・・・・・・・・・・・・・・・・・・・・・・・・・・・・・・・・ ⑥
ラジオロジカルテクノロジストの条件／永澤直樹 ・・・・・・・・・・・・・・・・・・・ ⑧

座談会　CT～その現状と未来 ・・・・・・・・・・・・・・・・・・・・・・・・・・・・・・・・ ⑰
出席者：片平和博／五島　聡／髙橋　哲／立神史稔／山城恒雄／三好利治／宮下宗治／
　　　　山口隆義
司　会：小林泰之／陣崎雅弘

CT最新トレンド —AI
画像診断領域における深層学習の最先端技術とAI支援画像診断／鈴木賢治 ・・・・・・・・ ㊵

Dual Energy CT
CTにおける機械学習・RadiomicsとTexture解析について／中浦　猛 ・・・・・・・ ㊷
構造的心疾患診療に求められる心臓CT画像／森　俊平 ・・・・・・・・・・・・・・・・・・・・・ ㊽
臨床病院におけるDual Energy CTの活用／三木徹生 ・・・・・・・・・・・・・・・・・・ ㊿
頭頸部・胸部領域でのDual Energy CTの活用／内匠浩二 ほか ・・・・・・・・・ ⑦⓪
Dual Energy CTの初期臨床経験～胸部領域を中心に～／西原礼介 ほか ・・・・・・・・・・ ⑦⑥
救命救急センターでのDual Energy CTの活用
－2層検出器スペクトラルCTによる外傷症例の使用経験－／中村賢二 ほか ・・・・・・ ⑧①
オートプシー・イメージング（Ai）用
Dual Energy CT使用の初期経験／高橋直也 ほか ・・・・・・・・・・・・・・・・・・・・・・・ ⑧⑤
Dual Energy CTにおける造影剤使用方法の変化／三好利治 ・・・・・・・・・・・・・・・ ⑨⓪

超高精細CT／低線量
•超高精細CT
超高精細CTによる肝胆膵領域の描出／久保貴俊 ほか ・・・・・・・・・・・・・・・・・・・・・ ⑨⑥
冠動脈CTの現状と超高精細CTの可能性／高木英誠 ほか ・・・・・・・・・・・・・・・・・ ⑩③
超高精細CT序論：臨床使用での経験を踏まえて／山城恒雄 ・・・・・・・・・・・・・・ ⑩⑤

- **低線量**
  - 超低線量CTについて／岡田宗正 …………………………………………………………… 112
  - 低線量肺がんCT検診—施設認定制度の開始／村田喜代史 …………………………… 117

Workstation－治療（手術）支援画像を極める／Dual Energy CTと造影剤注入装置

- **Workstation－治療（手術）支援画像を極める**
  - Oncology領域における「Vitrea」のアプリケーションとAI技術の応用／
    キヤノンメディカルシステムズ株式会社 …………………………………………………… 124
  - Dual Energy画像を用いた診断・治療支援について／
    GEヘルスケア・ジャパン株式会社 ………………………………………………………… 128
  - ハードとソフトの融合によるシーメンスCT技術の活用／
    シーメンスヘルスケア株式会社 ……………………………………………………………… 133
  - IntelliSpace Portal Ver.10によるスペクトラル解析を用いた
    Multi Modality Tumor Tracking／
    株式会社フィリップス・ジャパン …………………………………………………………… 138
  - Ziostation2の最新アプリケーション／
    ザイオソフト株式会社 ………………………………………………………………………… 144
  - 手術支援における画像処理、解析結果配信機能の紹介／
    富士フイルムメディカル株式会社 …………………………………………………………… 149

- **Dual Energy CTと造影剤注入装置**
  - LDIによって得られるTECの再現性
    —変わりゆく検査手法において造影効果を適切に得るために—／
    株式会社根本杏林堂 …………………………………………………………………………… 154

CT、この１年の歩み

- AiCE
  Deep Learning Reconstruction —臨床に次世代再構成を—／
  キヤノンメディカルシステムズ株式会社 …………………………………………………… 160
- GECT この１年間の進歩／
  GEヘルスケア・ジャパン株式会社 ………………………………………………………… 164
- 常にパイオニアであり続けるSOMATOM CT／
  シーメンスヘルスケア株式会社 ……………………………………………………………… 168
- 64ch/128slice CTシステム『SCENARIA View』の紹介
  －SCENARIAからの進歩－／
  株式会社日立製作所 …………………………………………………………………………… 173
- IQonスペクトラルCTの紹介／
  株式会社フィリップス・ジャパン …………………………………………………………… 178

【特別掲載】
CT Hard ＆ Software …………………………………………………………………… 10

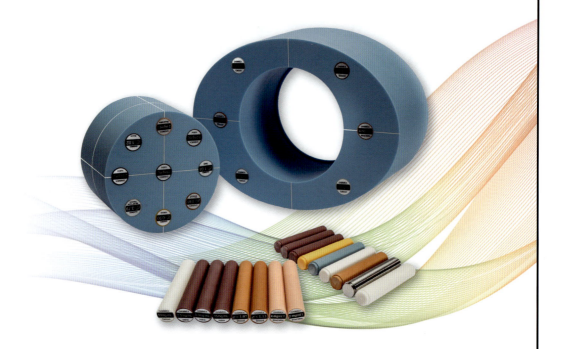

CT ～その現状と未来～

●司会 (敬称略)

小林泰之（聖マリアンナ医科大学）／陣崎雅弘（慶應義塾大学）

●出席者 (敬称略)

片平和博（熊本中央病院）／五島　聡（岐阜大学）／髙橋　哲（高槻病院）／
立神史稔（広島大学病院）／山城恒雄（琉球大学）／三好利治（岐阜大学）／
宮下宗治（耳鼻咽喉科麻生病院）／山口隆義（華岡青洲記念心臓血管クリニック）

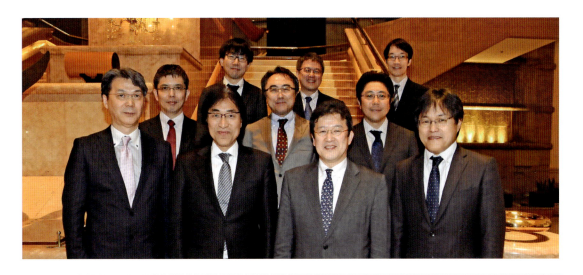

　みなさん、今日はお集まりいただきありがとうございます。恒例のCT座談会を開催いたします。最新の技術を使われている先生方、また各ベンダーの方々からもご推薦をいただいた先生方により、今回も例年どおりに盛り上げていただけるだろうと感じています。

　最近のCTの流れで私が非常に気になっているのは「○○でしか撮れない」ということです。実は昔から言われていることなのですが、この言葉がたぶん時代を変えてきたのだろうと思うのです。たとえば64列になり、面検出器CTが出てきて、0.5 mmや0.625 mmでしか撮れない時代が到来しました。昨年はdual energyでしか撮れない時代になり、さらに超高精細CTになり、今度は0.25 mmでしか撮れない時代となっています。今後はそれがフォトンカウンティングCTに変わっていく。こうした動きがCT診断学を変えていくのだと私は思っています。本当にCTを楽しまれているみなさんに、今回も活発な討論をいただきたいと思います。

小林泰之

座談会

Dual Energy CT

Profile

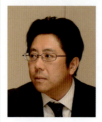

岐阜大学
五島　聡

2000年島根大学医学部卒。2005年岐阜大学大学院医学研究科博士課程修了。同放射線科助教を経て、2007年ピッツバーグ大学留学。客員准教授として造影剤のエキスパートであるTy Bae教授に師事。2016年より岐阜大学放射線科准教授。専門分野は上腹部画像診断。2006年に板井研究奨励賞、2010年日本磁気共鳴学会大会長賞、同年RSNA Cum Laudeなどを受賞。新たな画像診断技術の臨床応用を中心に研究している。

　まずはdual energy CTの話から行きましょう。昨年度の当増刊号は「1冊丸ごとdual energy特集」でした。今年はもう少しさまざまな領域でディスカッションいただけたらと思いますが、五島先生、いかがでしょう。

五島　今日は当院のCT主任である三好君も出席しています。6年前からGE社製の装置、1つ前の世代の750 HDを使っており、昨年夏から、次世代機である面検出器搭載のRevolution CTでdual energyを撮り始めました。実はこれよりも前、昨年春から当院に導入していたのですが、当初はdual energyモードが使えない状態での使用でした。その後にdual energyを入れたものですから、画像再構成時間が遅くなるのかという危惧がありました。しかし結果として、まったく違和感はありませんでした。いくつかメリットがありましたが、真っ先に臨床面ではワークフローがより速くなったことが挙げられます。

　ファントムのデータを採りますと、8cmヘリカルのdual energyモードがありますが、そのビーム幅の中でmonochromatic image（単色X線等価画像）をやったときのCT値やヨード密度値のばらつきがとても少ないのです。実は古い世代の機械だと、1スライスでも頭や尾側の方で若干CT値が違ってくる現象があったのですが、それもほぼありません。でいろいろなkeVの画像を作ったときも、少し高いヨード密度の状態の物体を撮る時に、古い装置でもともとの条件で撮ると、散乱線などの影響だと思いますが、CT値やヨード密度値でけっこう低く見積もった値を出してくる傾向があり、グラフに書くとそれが如実に現れていました。それが、Revolution CTになってからは散乱線除去が非常によくなったのです。解析手法が改善されたことで、本当に「y = x」という感じで、綺麗に1対1相関するようになりました。これから定量値の話題が出てくると思いますが、「正確に出す」のがいちばん大事だと思うので、dual energyの欠点だった高いヨード密度値の正確な判定が改善できていると思いました。ちなみに面検出器ではdual energyはできないので、ヘリカルでやっています。

小林　先生の施設ではRevolution CTでdual energyができるようになったのですね。そして現状は面検出器ではなく、ヘリカルスキャンを行う。

五島　Dual energyをやる時は、ですね。

宮下　8cmであれば面で可能ですか？

三好　Dual energyは、ヘリカルでは8cmでできますが、アキシャルでは4cmしかできません。

陣崎　技師の立場から見ていかがですか。

三好　五島先生がおっしゃったとおり、いま当院では体幹部の造影検査はすべてdual energyスキャンをしています。

五島　ここのところは陣崎先生の施設を真似しています（笑）。

三好　画像が出てくるスピードも普通のスキャンとほとんど変わらないですし、違和感なく使える状態になってきました。あと問題になってくるのはdual energyだと、やはりデータ容量が多くなってくる点です。本体のストレージ容量も大きくなっている関係で、それほど負荷にはなっていないのですが、すべてのデータを保存しておこうと思うと、保存する場所が重要となっている状態です。いま当院は臨床では普通の画像を出し、先生から依頼があった場合にはこちらでヨード密度画像などを作っています。今のところは当院ではできない状態ですが、可能であればすべての画像を先生たちにお渡しして、放射線科の先生に診てもらうのがいちばんよいのかな、と思っています。

　あと、診療科の先生にdual energyをご理解いただけないことが多いのです。放射線科の先生にはわかっていただけるので、まずは放射線科の先生に知っていただき診

療科に発信していただかないといけないと思います。診療科の先生はヨード密度値と言われても何のことかわからないので、治療に有効な情報が活かせません。そういった点がこの先の課題になってくるのかな、と現場の技師として感じています。

陣崎 Dual energyで知っておいてほしいことの1つは、やはりコントラストがよいとうことですよね。

三好 そうですね。Dual energyはコントラストがよいです。750 HDではdual energyの再構成時間がかかるのと、ローデータの容量がすぐに埋まってしまうので、なかなか活用できなかったということです。

小林 被ばく線量がほとんど変わらずにスキャンができるわけですね。

三好 そうですね。Revolution CTになってからも変わることがないというか、場合によってはRevolution CTのdual energyの方がやや低めに出るほどです。

立神 当院は2017年9月、Revolution CTにバージョンアップしました。いまお話が出ましたようにdual energyの再構成時間がとても早くなっています。Dual energyで撮影しますと、通常のシングルスライスでの撮影と比較して再構成に2～3倍の時間はかかりますが、それでも30～90秒くらいですので、ワークフローにはほとんど影響ありません。読影に関してですが、当院においてもdual energyを有効に活用して読影している医師は少ないです。これに関しては、放射線科医への教育も今後必要と考えます。また、dual energyで作成できるさまざまな画像を読影端末に送ることによって、各診療科で混乱が起きないかという危惧もあ

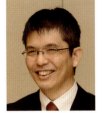

Profile

岐阜大学

三好 利治

1997年3月に岐阜医療技術短期大学診療放射線技術学科卒業、同年岐阜大学医学部附属病院放射線部に入職、1999年度よりCTを専門分野として業務・研究を行い、2008年4月にCT検査部門主任診療放射線技師に就任し、現在に至る。CT造影技術分野の研究を専門分野とし、日本放射線技術学会第65回総会学術大会にてCT分野技術新人賞受賞、現在は同大学の放射線科医師の研究に対する技術側面のサポートしながら、Dual Energy CT撮影における造影検査の臨床応用の研究を行っている。

ります。

五島 65 keVとか、120 kVp相当の画像を電子カルテに配信する形ですか。当院もそうですが。

立神 何か病変が疑われる場合や、その可能性がある場合は低keV画像を追加しています。

髙橋 普通の画像はmonochromatic imageしか出していないわけですか。

五島 monochromatic imageしか撮っていないです。

髙橋 それにマッピング画像を追加するかどうかを検討するわけですね。

五島 そうです。

立神 ワークステーション上では、数十通りの物質弁別画像を作成できますが、どの症例にどの種類の画像を使用すべきか判断が難しいですね。

五島 一般的にはヨード密度画像で出すのが。

片平 読影するときは読影サイドで技師さんに頼むというやり方ですか。

五島 読影医が電話をしています。

片平 そういう場合が少し面倒くさいですね。

五島 それが面倒くさいか、全部

についてくるのが面倒くさいかのどちらかですね。

片平 当院は読影端末上で好き勝手に読影医がやっているところがありますけれども、デフォルトはだいたい決めていて、この疾患にはこの画像が有用だということがある程度わかっている領域は最初のコンソールから仕込んでおいて、ヨード密度画像がポンと出るようにしています。たとえば心臓の遅延造影CTや肝臓のECV（extracellular volume：細胞外容積分画）マップとかもしているのですが、ああいう定量的なものもあらかじめ仕込んでポンと出しています。あと症例によって、読影しながらこういう画像が見たいとなったら、そこで変えて見るとか。端末上で見て、院内配信するとなれば、そこから飛ばす形で使っています。

山城 すごくプロフェッショナルなお話で、この座談会の記事を読んでいる人の中で、dual energyに不慣れな方はついてこられない気がします。お使いになっている先生方に、ぜひ「こういうときはDual energyでないとダメ」と、「Dual energyがものすごく役に立った」、「Dual energyでないと見えないもの」についてお聞きしたいです。

片平 当院のdual energy撮影は、PHILIPS社製IQonを導入した2016年8月からですが、撮影件数は10,000件くらいになっています。やはり定量化がよいですね。普通は見た目で診断するじゃないですか。それが定量値として出るのがいいと思います。

山口 この前お話ししていた、ECV値をdual energyで示すというものですか。

片平 そうですね、dual energyでできるようになりました。Hematocrit値と血管のヨード密度値をポンと入れればECVマップに変換されて、それをMPRやスライディング、コロナルやサジタルでも見ることができます。

五島 平衡相のヨード密度値とhematocritで変換しているということですね。シンプルな計算式ですね。

片平 ヨード値なので差分しなくていいです。本来、単純と造影で引いて作るところを、造影CTのみで作成できるので息止め位置の違いや心拍による位置ずれを考慮しなくてよい点がなによりもstrong pointです！MRIはレジストレーションが合わなかったりすると変な値になるので、CTの方が遅延造影ではよいと思っています。

五島 話は飛ぶかもしれませんが、dual energyの定量が一番いいと思っているのは平衡相の定量で、うっすら染まるとか、ディレイドエンハンスメントとかだと思うのですが、それを行うときは、投与ヨード量はどうされているのでしょうか。

片平 それもルーチン通り、体重当たりでやっています。

五島 施設間、ベンダー間で何かやろうとするときに、FDG-PETみたいな感じで、「入ったもののうちどういう割合」という定量値の方向がいいかな、と思います。

片平 もちろん理想的には、すべての施設で同じ撮影の仕方をすると似たような値が出てくると思いますが、施設間でものを言うためには、最低でも施設間で同じプロトコルにするのが前提となっています。いま結腸がんのリンパ節転移の診断も、まったく同じプロトコルで撮り、出てくる値は一定という想定で行うと正診率が高いので、そういうのは大事かと思います。

陣崎 Dual dnergyは、モノクロ画像を標準として活用し、必要なときにmaterial decomposition画像を再構成するのが、本当の姿だと思うのです。モノクロ画像の利点は、定量性が向上するということですね。大量の画像容量保管の問題が解決すれば、CTが定量性をもつことはすごく重要なので、dual energyが臨床に活用されるようになるのではないかと思っています。

宮下 Dual energyを活用していない施設のもっともらしい言い訳として、「ウチには片平先生はいない」という話をどこかで聞いたことがあります（笑）。

立神 当院はCT装置が4台あり、症例を振り分ける必要があるのですが、EVAR後やTEVAR後のエンドリークの有無の評価や、深部静脈血栓が疑われる症例、副腎腺腫のフォロー症例など、明らかにdual energyが有用と思われるものは積極的にRevolution CTで撮影しています。また、片平先生が以前おっしゃっていたように、あとで確認するとdual energyが有用な、意外な症例に出会うことがあります。しかし後から見直しているので、読影のレポートにその都度反映しきれていないのが現状です。

小林 みなさんの施設では、dual energyを撮れるマシンとそうではないマシンとが、かなり混ざっていると思います。そこのところどのように使い分けておられるのか。片平先生のところは、どうされていますか。

片平 2台の使い分けですね。急患は、列数は少ないのですが全部IQonで。あと日常臨床は、基本的に造影系は全部IQonで行い、256スライスCTは単純マシンとして広い範囲をカバーする疾患に使うことが多いです。基本的に造影CTはIQon主体です。

陣崎 通常の診断だけを考えていると、そこまでの有効性を感じにくいかもしれませんが、定量性を活用して治療効果判定という方向性にCTが向かったときは、dual energyでなければいけないという

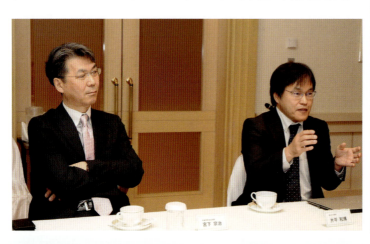

ことになっていくのではないでしょうか。

立神 診断能に関しては、病変の見落としが減少すると期待しています。また淡い濃染を呈する病変に関しては確信度が高まると思います。読影実験や確信度の評価をすると、面白いのではないかと思います。

小林 造影剤の減量に関してはいかがですか。

片平 依頼医から平気で腎機能障害患者のオーダーがくるようになりまして、造影前後で20〜30ccであれば大丈夫なところがあります。もちろん「これは不要だな」という場合は行いませんが、虚血とか、どうしても必要なものはありますから。けっこう幅が広がった感じがします。

小林 20〜30ccの対象は？

片平 体幹部が多いですね。今まで、急患で造影を見たいけれども腎機能が悪くて見られないことがあるじゃないですか。そういう方でも少量入れればけっこう造影効果が持ち上がるので、診断も楽になりました。

小林 20〜30ccは当院ではできないですね。みなさんの施設ではどうでしょう。

五島 最近、ヨードの減量を一生懸命やろうと思いまして。120kVpのときには体重当たり600mgI入れようという時代でしたので、低電圧が流行ったときに80kVpでできるかなと、肝がんと肝転移で論文を書き、だいたい体重当たり300mgIが必要最低量だろうという結論を出しました。安全圏をもって、300mgIと少し入れれば80kVpでよいだろうと。半分ぐらいにまでに減らしたのですが、50数keVくらいです。40keVまでもってくると計算上では73%減らす

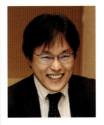

Profile

熊本中央病院

片平 和博

1990年熊本大学卒。熊本大学・下関厚生病院で研修後、人吉総合病院・熊本整形外科病院・国立熊本病院を経て、熊本大学で学位取得。その後現在の熊本中央病院に転勤となり現在に至る。多くの病院を転勤したため病院ごとに多い疾患が専門になり、専門分野は特にない。今回のスペクトラルCTやMRIガイド下生検をはじめPACS、ワークステーションなど新しい技術の臨床応用の機会に恵まれ、現病院への感謝は無限大である。

ことができる。それで、20何%量ということで一応やってみてと言ったのに、三好君がちょっとびびって35%量を入れたので、体重当たり200mgIほどで40kVpで撮ると、大動脈CTなど血管に関してはまったく問題ないです。臓器もそれなりにちゃんと見られる印象です。逐次近似はASiR-Vというハイブリットタイプですが、どうやら低電圧でのノイズパタンからできていて、80kVpくらいのノイズを1番効率的に除去できるモデルなのではないかと思いました。

GE そういうわけではありませんが、最適化されています。

五島 いわゆる低keVでのmonochromatic imageで出てくる、ノイズのきれいなモデルが、まだないと思うのです。いわゆる、「ちょっと逐次近似かけました」という画が出てくるので、慣ればよいとは思うのですが、たぶん新しい逐次近似法が出れば…。

片平 Full IRが出たときと同じような感じでしょう。NPS、低周波領域のノイズが多いので、そうなると思います。40keVにするということは、それも含んだ上で40keVにするという前提があってのことで、でもやはり造影コントラストが上がるから、薄いよりはそちらの方が見やすいということなのです。そこで最近ではAZE社と共同研究で40keVにしても質感が損なわれない研究を行っています。要は、NPSを質感のよいハイブリッド型逐次近似法のNPSに近づけるということで、40keVも普通のハイブリッド型の逐次近似みたいな画像になります。Oil-painting様の画像にならずいい感じです。

五島 そういう工夫が出てくるようになれば、40keV画像でいけると思います。造影剤量も非常に少なくてすみますし。

片平 通常、逐次近似はノイズをとっていくのですが、40keVとかFull-IRとか、ノイズが非常に少ない。ある意味で行き過ぎてしまっているのです。だからベタッと見えてしまう。そこにわざとハイブリッド型のノイズパタンを乗せるのです。そうするとだんだん質感がよくなって、ノイズは少し乗るのですが、きれいな見やすい画になるのです。これはCNRという観点からも分母のノイズが増えても分子のコントラストが低エネルギー画像で数倍に増えているためCNRが保たれる、いやむしろコントラスト上昇の方が効果が高いので少々ノイズを乗せてもCNRはむしろ上昇することから、見た目画

座談会

Profile

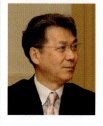

耳鼻咽喉科麻生病院
宮下 宗治

1978年、中央医療技術専門学校卒業、診療放射線技師。1987年より社会医療法人耳鼻咽喉科麻生病院に勤務、2000年法人理事および診療支援部部長、2016年役職定年により法人参与。学校法人日本医療大学非常勤講師。専門はCTの高分解能化技術および側頭骨への応用。1993年サブミリスライス0.5mm、1997年ヘリカルQQ再構成を開発。北米放射線学会Cum Laude賞（2003）受賞。長きにわたりCTの空間分解能向上に傾注、超高分解能CTの発売を歓迎するも、諸事情により自らの使用は未だ叶わず。

質が良くなったように見えます。

宮下 40keVの画質の問題は、そんなに心配しなくてもいろいろな手があるみたいです。ビュー数を増やすとIRがよく効くという話を聞きます。そのうちディープラーニングの話も出てくるでしょうから、40keVベースでスタディを進めるのはよいのではないでしょうか。

陣崎 600mgIのところを200mgIくらいまでもっていく、つまり3分の1くらいにしても40keVなら行けるということですね。

五島 行けます。たぶん、もっと減らしてもよいはずです。

片平 当院もルーチンで腎機能が中等度以上悪い人は25％です。

五島 25％までは絶対行けると思いますよ。

陣崎 当院は50keVで70％の量、すなわち30％しか減らしていません。チャレンジしてみます。

五島 それはもったいないと思います。でもヨードを低keVにしては多めというような、でも体重当たり500mgI以上入れるときは、最初に陣崎先生が言われたように、病変のコントラストがよくなるというメリットがあると思います。そこは検証しなければいけません

ね。ルーチン画像という枠組の中では、低線量で25〜30％のヨード量で40keVがアリと思います。実質相でも門脈相でも大丈夫だと思います。

片平 いちおう低コントラスト領域と高コントラスト領域では見え方が違うので、対象によっては…大動脈などは大丈夫ですが、実質臓器は普通に減らすと質感が変わるので、臨床科からクレームが出る場合があると思います。

陣崎 CTアンギオはそれでも行けると思うのですが。

五島 行けますね。逐次近似はもっと改善する必要がありますが。放射線科医は目で見たら診断できると思いますが、内科にその画像を送ったときは電話がかかってくると思います。

陣崎 常に実質臓器を見なければいけないので、当施設では造影剤量を7割程度の投与にしています。

片平 もちろんそうですが、腎機能と年齢で分けて、腎機能が悪い人は25％ですが、悪いけれどもそれほどという人には3分の1プロトコルと2分の1プロトコルとが用意されて、腎機能によって分けるという感じです。それを4分の1で行うのは、普通は造影しないけ

れども造影したらすごく情報が上がるということで、ある程度仕方なくやっているのですが。結局40keVにすることで、通常と同じようなコントラストまで上がります。ルーチンでは腎機能と年齢により、500mgIとかで普通に撮っています。あと、血管が細い人でゆっくり後から入れる手もあるので。24ゲージでも3Dは作れます。

五島 当院でもルーチンは600mgIを普通に入れて、120kVpで出しています。どこまで下げられるかというのは、それ以外で。

片平 でも500mgIで40keVにするのはすごい造影効果になるので、それはそれとして淡いのが見えてきたりして、面白いですね。

五島 片平先生の施設もされていると思いますが、減量する時に造影剤を薄める方法をとります。その際にインジェクタ側は、生理食塩水を60ccしか押せないという制限があると思っていました。根本杏林堂の方に先ほど聞いたら100ccでできるそうです。すみません、僕だけ知りませんでした。

髙橋 私はこの議論にはからめないのです。SOMATOM Forceでのルーチンでは、70kVpで体重当たり240mgI/kgBWと、何も考えずに、シンプルにすべて普通に撮っていますから。腎機能の悪い患者さんはもっと減らしますが、正直、dual energyでそんなに面倒くさいことはしたくない。70kVpで何の問題もないので、強いてdual energyを使う理由がないのです。私がdual energyをCTで使うのは、後で出てくるかと思いますが、4D撮影です。きわめて腎機能が悪く、ごく少量の造影剤でCTアンギオを作らなければいけない人には、10ccとか15ccとかわずかな造影剤で多時相撮像をおこない、それ

らの画像をtemporally MIPをかけて3Dを撮像します。このようなわずかな造影剤で撮像をしたときに実質臓器の造影効果を持ち上げるために実質相をdual energyで撮像し、40keVで画像再構成をします。それ以外はほぼ使わなくなりました。造影剤減量のためにdual energyを撮る選択は、ほぼありません。定量性の問題はまた後でお話ししたいと思います。造影法としては先ほど出たように薄い造影剤を使わなければならないので、もともと少し薄めの造影剤を使い、なおかつ生食同時押しを行っています。

片平 肝メタといえばいま肝臓造影MRI検査（EOB）がファーストチョイスじゃないですか。でも、普通以上入れて40keVとかにするとすごく持ち上がって見えたりするので、すごいなと思うことがあるのです。

髙橋 たしかに、何かを変えることがあるかもしれませんね。造影効果、実質が上がるのはおっしゃるとおりなので。

片平 600mgIを使って4倍になったら2,400mgIということになるので、これはすごいですよね。

髙橋 先ほどから40keVの話が出ていますが、私がシーメンスの装置を使っていた頃には、Monoという従来型の手法に対して、Mono+というノイズオプチマイゼーションされたものとなって、全然画質が変わりました。GEの機械を使っておられる先生方のイメージする40keVの画像と、僕たちが見ていたシーメンスの40keVの画像とではだいぶ印象が違うと思うのです。異なるメーカの40keVの画像が並んだところを見る機会はなかなかないので、低keV画像のノイズに対する感覚についてユーザ同士の

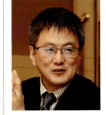

Profile

高槻病院

髙橋　哲

1992年大阪大学医学部卒。大阪大学、住友病院で研修後、再び大阪大学、大阪中央病院、オランダNijmegen大学、住友病院を経て、2009年より神戸大学医学部附属病院講師。2014年より放射線部特命教授。2017年より愛仁会高槻病院 イメージングリサーチセンターで放射線技師教育・研究支援を行っている。4列MDCTの本邦2号機導入を大阪大学で、留学後勤務した住友病院で本邦導入早期のdual-source dual-energy CTを経験。CT新技術の現場に立ち会う幸運に恵まれてきた。泌尿器科領域を中心に、技術の進歩を主治医の要求に直結させる画像診断の臨床・研究に従事している（つもりである）。

話が合わなかったことを覚えています。はたしてそれがどれだけの画質なのかは、個人的に興味がありますね。いま私は施設が変わって別の機械を使うようになり、同じような感覚で低エネルギー画像を撮ると、とんでもない画になってしまうことがあるのです。ああ、これは機械によって全然特性が違うのだな、とあらためて反省しています。

　同じ40keVでも、どんな画像がそもそもいっしょなのかという話をまず詰める必要があるのではないでしょうか。そうしないと、自分の中ではよくなったとすごく思っているが、他のベンダーの画像と比べたときにはたしてどうなるかがわかりません。こういう場でいろいろなベンダーが集まって画像を見比べられると面白いなと思っています。

小林 面白いですね。本来、「定量性の差は各ベンダー間でなくなるだろう」というのがkeV画像でしたが、実際はかなり違うというのが、みなさんの印象ですね。

宮下 40keVで急に変わるという、ね。逆に40keVに全部合わせればいいのですね。

髙橋 シーメンスは50keVですでにかなり雰囲気が変わってしまいますから、40keVまでくると造影効果もすごく上がるのでしょうが。

宮下 五島先生がおっしゃっていた、Revolution CTで定量性がよくなった理由として、2次元（3次元）アンチスキャッターグリッドの採用による、散乱線抑制効果があると思います。散乱線の影響を受けると、CT値精度が大きく損なわれます。先ほどヨード値が下がると言ったのは妥当性が高いので、その辺の影響でだいぶ精度がよくなったということです。

山城 話の腰を折ってしまうかもしれませんが、ヨード以外のものの定量化も試みられたことはございますか。売り出し始めは石灰化の組成が分かるということでしたが、私、基本的に研究は胸部でやっており、胸部はパフュージョン以外でヨードを使うことがほとんどないのです。胸部で定量化をやろうと思ったときに、ベンダーごとの違いというか、肺野の濃度が全然違う。今の話はすごく興味深くて、40keVで50、70、80ときたときに本来的には同じにならないといけないはずなのに。実際には

座談会

五島 ヨード以外のもので何か定量化を試みられたことはございますか。それこそ脂肪肝でもよいのですが。

片平 結石とかいいですね。わからないものがポンと見えてくる。それは定量化というか、実効原子番号という意味で定量化になりますかね。尿路系結石もそうでしょうが。あと脂肪がらみは全部副腎腺腫で、CT値がプラスに、たとえば20とか30になっていても実効原子番号は脂肪を疑わせるということがあります。そういう脂肪の定量化が面白いと感じています。

山城 それがはたしてベンダー間で一致するかはものすごく興味深いですね。大規模なマルチセンタースタディを何かの領域でやろうとすると、ベンダーが違うからできないということがありますから。

片平 その意味で、話は戻りますがECVは「比」ですから、ベンダー間でもモダリティ間でも変わらないはずです。その点でECVってとてもいいなと自分では思っています。

髙橋 条件というのがけっこう難しくて、シーメンスの場合は2管球という制約があり、組み合わせで100kVpと150kVp、しかもフィルタをかけて、あるいは80kVp、90kVpキロとやっていくと、やはり微妙な差が出るのですよ。Dual Layerでの120kVpとか、スイッチング方式での80、140kVpとか、違いもいろいろあると思うので。管球の性質も多分違うと思いますから、山城先生が言われることが非常に大事です。

陣崎 QIBA(Quantitative Imaging Biomarkers Alliance)でも言われていますね。

五島 これはどちらかというとベンダーさんに協議会でも作って頑張っていただく事項かと。

宮下 今まで、本能的に装置間でCT値が異なるものだという意識はもっておられると思うのです。でもdual energyになって、意外と近いところに収束されつつあるのかも知れません。まだ誰も確認していませんが。

三好 基準となるファントムや物質がないので、合わせることができないということはあります。ヨードの定量ファントムは存在するのですが、今のところdual energyにきちんと対応した定量ファントム自体、できていない。GAMMEXファントムも結局はアクリルというか、封入している樹脂の影響を受けますので、きちんと何かで基準物質を作らないと厳しいかもしれません。

陣崎 確かに、QIBAでも定量化のためのファントム物質を作り始めています。

三好 人体に近いエネルギー依存のファントムを作れればよいのですが、水を固形化することができない時点でなかなか難しいところではあると思います。

髙橋 治療用の電子密度ファントムを使いながらいろいろやってみると、たいていのCTはパラパラと出てくるのですね。条件を変えたりすると。非常に難しい。

三好 現状ではGAMMEXファントムしか物はない状態。京都科学さんなどのファントムメーカさんが現在開発されていると思うのですが。

陣崎 今後の方向性として検討すべき重要なポイントが見えてきましたね。通常の患者での造影剤減量の検討はやっていませんね。片平先生、dual energyでは600mgIで普通に造影し、特に減量はしていないのですね。

片平 はい。特に腎機能が悪くない方は別に減らす必要はないと自分は思っていて、それよりもむしろ上に振れるので、今まであり得ない造影剤量の画像が出せるというメリットを優先しています。

五島 当院も特に減らしてはいません。腎機能の悪い人だけです。

立神 当院も普通に造影剤は減量せずにやっています。腎機能低下の方は60〜70mLに減量しています。

小林 髙橋先生はずっと下げていらっしゃいますよね。

髙橋 あくまで臨床の普通のフォローアップの方だけです。4DCTに関してはかなり減量します。異なったベンダーのCTが4台ランダムに使用する状態ですので、フォローアップCTが異なる機器で撮ることが起こり得ます。ですから120kVpで撮像する機器と、70kVpで撮像する機器で、造影効果のCT値がそろうようにするためには、造影剤を減らさないと見え方がそろわないのです。

立神 320列CTのdual energy撮影は、頭部において研究的にrotation×rotationを用いた経験がありますが、体幹部に対しては臨床では今のところ使用していません。

小林 当院では鑑別ができないかなということで、いろいろと若い先生が研究の意味でやっています。

立神 キヤノンのdual energyでは電子密度が計算できますので、あれが将来的にいろいろな役に立つのではないかと期待しています。

超高精細CT

小林 次に超高精細CTの話題に移ります。山城先生、口火を切っていただけますか。非常に困るのは、キヤノンメディカルシステムズさんが、まだどちらかしかできない、いつもAquilion Precisionの0.25mmを選択するか、面検出器CTを選択するかで悩まなければいけない。これがいつも非常に迷う課題なので、ぜひとも早く解決していただきたいですね。

山城 当院は昨年2017年8月1日からキヤノンメディカルシステムズのAquilion Precisionが稼働していまして、最初のうちはこわごわ使っていたのですが、今はもう普通に1日20例くらいは撮っていまして、ほとんどが超高精細モードです。モードには3つあり、Aquilion PRIMEと同じノーマルモード、XYが0.25mmでZが0.5mmであるハイレゾリューションモード、そしてXYZすべてが0.25mmのスーパーハイレゾリューションモードです。160列×0.25mmなので、80×0.5mmとして使えばPrimeに似た画像が出てくるはずです。

超高精細CTを使い始めてさまざまな発見がありました。みなさん細かく見られると思うでしょうが、それがいかんなく発揮される領域というのがあり、たとえば頭の細い血管とか、私が大好きな中内耳とかです。中内耳CTは格段によくなりました。私は胸部の研究者ですが、最近の講演では中内耳の話ばっかりしていて、胸部の話が後に回ってしまうことが多いです。私は、いまIVRはできませんが、IVRの先生から術前マッピ

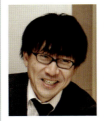

Profile

琉球大学

山城 恒雄

1995年甲陽学院高等学校、2001年琉球大学医学部を卒業。同年より琉球大学医学部附属病院で画像診断に従事。沖縄県立宮古病院等で勤務した後、2007年よりHarvard大学Brigham and Women's Hospital客員研究員（～2009年）。COPD等胸部CTの定量的解析、呼吸ダイナミックCTや超高精細CTを主な研究テーマとする。2015年、琉球大学大学院医学研究科 放射線診断治療学講座 助教。2017年より同講座講師（現職）。聖マリアンナ医科大学放射線医学講座非常勤講師も務める。

ングのオーダーを受けた場合、同じワークステーションに入れてボタンを押しているだけなのですが、明らかに細い動脈の描出が違う。それと、細かく見えるのはもちろん1つのポイントですが、実は0.25mm検出器を装備していることから、普通の5mmの画像が全然違うのです。特に胸部で5mmのルーチンの画像が。みなさん想像していただければすぐおわかりだと思うのですが、胸膜直下の領域って血管等の影は絶対ボケますよね。それがボケないのですよ。Precisionを入れたときに、あまりにも胸部CTの画が違う。簡単に言ってしまうと間質性肺炎や肺水腫と見間違えそうになるくらい、胸膜直下の肺血管が見えるのです。細かく見えるというのはもちろん非常に重要なファクタですが、もう1つ、ルーチンの5mmの画像の質感といいますか、5mmの画像で診断できることが大きく変わったという点も大きい。

超高精細CTを導入されるとき、1,024マトリックスを使わなければ、0.25mm検出器を装備していたとしても、結局体幹部を32cmの512マトリックスで、1ピッチ0.625mmなので0.25mmのよさは出せず、だから1,024マトリックスを使わないといけない。もっとよくしようと思ったら2,048マトリックスを使わなければいけない。そんなヘビーなDICOM画像をどうやって処理するのかという懸念が先にくると思うのです。でも実際は普通にPACSに送れる512マトリックスのデータでも従来のCTとは全然違うものだった。それが、私が超高精細CTを使用して思っていることです。

立神 先生がおっしゃるとおり、胸膜直下においては小葉間隔壁まではっきり見えますので、診断上はそういったことは頭に入れておく必要がありますし、今までの画像診断の常識が変わってくると思います。当院では整形領域における骨も積極的に撮影しています。骨梁や微細な骨折が従来のCT装置よりも明瞭に観察できますので、整形領域は基本的に超高精細CTで撮影しています。

山城 自分が言い忘れた点を立神先生にフォローしていただきましたが、整形外科が椎体の中が見える、骨梁が見えると大喜びしまして。超高精細CTに入っている金属アーチファクト除去のシステムSEMARのかかりがものすごくよ

座談会

Profile

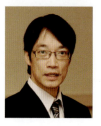

広島大学
立神 史稔

2000年大阪医科大学卒。高槻病院、箕面市立病院にて研修後、2005年大阪医科大学助手。2007年医学博士取得。2007年University Hospital Zurich, Department of Radiology and Cardiovascular Center留学。2011年より広島大学病院放射線診断科講師。研究の関心領域は、CT検査における造影剤プロトコルの最適化、被ばく低減・画質改善技術の開発、dual energy CTの解析、人工知能の画像診断への応用など。

いのです。実際、当院でも複数の症例があるのですが、人工股関節をした後、その隣に小さな膿瘍があるはず、というときにSEMARをかける。SEMARをかけない画像だと、ちょっと見えない。言われて、レトロで見ると確かにありそうだったというものが、SEMARをかけた造影CTではきれいに金属アーチファクトが除去されて、「ああ、ここに膿瘍があります」という診断ができた。それは超高精細CTとは違ってくるのかもしれませんが。

宮下 今回の学会でも東大から報告されていますが、超高精細CT with FIRST & SEMARで金属アーチファクトが劇的に減るとのことでした。なぜなのか私はわからない（笑）。

キヤノン ビューに対し細かいデータサンプリングが採れており、そのデータに対する信頼性があるのです。

五島 FIRSTは完全にFull IRですか。

キヤノン はい、Full IRです。

五島 FIRSTでSEMARを使えるようになったのですか。

キヤノン Aquilion Precisionで使えるようになりました。

宮下 開発の優先順位がPrecisionファーストなのですよ。

小林 PrecisionはFIRSTを普通に使えるようになったのですよね。商品化されていますよね。

立神 SHR（super high resolution）モードで撮影しますと、FIRSTでの再構成に体幹部で約30分、心臓CTでは1時間くらいかかります。ですからルーチンで使用するのは厳しいです。当院では基本的にはハイブリッドIR（AIDR 3D）で再構成して読影端末に送るようにしています。

山城 Precisionに載っているAIDR 3D Enhancedが、AIDR 3Dの続きものと思ったら、これが全然違うのですよ。同じ名前をつけたのが間違いかと思ったくらいです。じっくり見ているとやはりFIRSTの画像の方がかなりよいのですが、AIDR 3D Enhancedは従来のAIDR3Dよりもかなりグレードアップしているので、日々の臨床ではAIDR 3D Enhancedの方を使っています。その場合全然ディレイはありませんので、どうしてもこの症例だけFull IRで見てみたいときにFIRSTをかけるようにしています。

立神 そうですね、AIDR 3DとAIDR 3D Enhancedとでは分解能がかなり違いますから。

山口 当院もFIRSTだけではなくSEMARを使いたい場合は、AIDR 3D Enhancedを使って処理しています。

陣崎 骨梁が見えると、臨床的にどういう意義がありそうですか。

山城 その辺は、整形外科の先生とじっくり話をしてみたいと思います。

立神 臨床的なインパクトがどの程度あるかは、まだ十分に検証できていませんね。

陣崎 骨梁の検出においては、0.5mmのCTでも動物用のマイクロCTとある程度よく相関します。0.25mmのCTだとどの程度相関が向上するかは非常に興味があります。

山城 今までdensityでしか計れていなかった骨密度を、本当に測ってしまえるのではないでしょうか。骨のCT濃度はたぶん計ってしまうことができるのですが、その中に骨梁がどれだけあるか。粗な骨梁があって、どうやってスカスカになっていくのか。粗鬆症にもいろいろなパターンがある気がするのですが、その辺が分かるのではないかと個人的には思っています。たとえば人工股関節をやった後にstemのあたりで二次的な骨折が発生したりしますが、その予測になるのではないでしょうか。すみません勝手な予測で。

小林 CTから普通に骨密度が採れるのは、僕らとしてはうれしいですよね。最近PACSの中には、骨密度もどきの計算ですが、CTを撮ると骨密度がそのまま出てくるものがあります。正確な値が出てくればいいのですが。Dual energyや超高精細CTの技術が、正確な測定値を反映するようになればよいですね。

片平 分解能の高い肺野のハイレゾリューションはすごく興味があ

りします

山城 この画像は（図）、うまい具合に同じ患者さんのフォローが古いGEの64列CT、Aquilion ONE、Precisionで撮られています。すべて5mmです。胸膜直下のあたりが全然違っています。拡大すると、これが普通ですよね。512マトリックスの0.5mm厚なので、けして高精細画像ではありません。だけど、ここの小さな結節影などは、普通はこんな風に不鮮明になりますよね。

宮下 Aquilion ONEの方がシャープなカーネル名称ですが、Precisionのカーネルは使用帯域を高周波まで広げているが一因でしょう。あとはslice profileも、より矩形に近くなっていると思います。

山城 しかも実はPrecisionではサボって、ハイブリッド関数を使っているので。これでさらにシャープな肺野関数にするとたぶんもっと鮮明になるのではと思います。

立神 もともとMPRを作る感覚で考えると、もしかすると理屈が合うのかもしれませんね。

宮下 すべての人が、過去に同じ経験しているのですよ。高精細画像を得るのにサブミリではなく1mmで再構成しようなんて誰も思わないじゃないですか。それをくり返しているだけなのです。

五島 アベレージングの閾値がしっかりあることが重要なのです。

宮下 キヤノンさんの再構成は0.5mmスライス画像を束ねて、1mm以上の画像を作成していますよね。Thin sliceを補正して再構成する方法と、ローデータで束ねて再構成する方法がある。

山口 基本的にCT値の持ち方が非常に正確になってきているからこそ、そういうことが実現しているのですね。

宮下 GEさんは再構成スライス

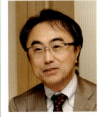

Profile

華岡青洲記念心臓血管クリニック

山口 隆義

1989年北海道大学医学部附属医療技術短期大学部卒業、診療放射線技師。2017年金沢大学大学院医薬保健学総合研究科保健学専攻博士後期課程修了。1989年より北光循環器病院（現：北光記念病院）に勤務し技師長、時計台記念病院放射線科課長、JCHO北海道病院副診療放射線技師長を経て、現在は医療法人春林会華岡青洲記念心臓血管クリニック診療技術部長。専門は「循環器領域におけるCT検査」。2008年にtest bolus tracking法を開発し、2009年には日本放射線技術学会瀬木賞（最優秀論文賞）を受賞。おもな編著書に『超実践マニュアル心臓CT』（医療科学社）等がある。現在、CTによる新たな心臓ONE STOPを目指し奮闘中。

厚にあわせてローデータを束ねるやり方をとっていたと思います。コンベンショナルなスキャンと似たようなslice profileになる。そっちの方が正しいという説もある。

五島 そちらの方が見やすいですよね、たしかに。

山城 高精細の肺野や骨はともかく、腹部をダイナミック撮影すると、管球熱量が上がってクーリングしないといけなくなります。

小林 臨床での超高精細CTの適用は、何がありますか。

山城 今われわれは、チャレンジングにいろいろ撮ってみている感じで、精査目的の中内耳CTは完全にPrecisionに移りました。これとは別に、スクリーニング目的でコーンビームCTも動いています。病変があるかないかわからないような、めまいの評価等であればコーンビームCTでもよいのですが、病気があるのが確実な患者さんの場合は、中内耳CTをすべてPrecisionで撮っています。胸部CTはいろいろエビデンスを出せそうなので、スタディも兼ねてすべてPrecisionで撮っています。あと、先ほど申し述べたとおり、当院のIVRチームの術前マッピングはすべて

Precisionで撮っています。あと頭の血管は脳外科の依頼で「パフュージョンを見たい」というときはONEで撮るのですが、「血管そのものを出してくれ」というときはPrecisionでとっています。

立神 当院も側頭骨や耳小骨、そして肺、骨はPrecisionに集中して撮影しています。心臓はヘリカルスキャンとなりますので、線量が320列CTと比べて1.5～2倍くらいになります。線量の上限も限られていますので、体格が小さく、ある程度心拍が落ち着いている方をエントリーして撮影しているのが現状です。

山城 ステント後の精査とかはやってらっしゃいますか。

立神 やろうと思っていますが、まだできていないです。

陣崎 肺の画質が向上するのはわかるのですが、診断的にどういうメリットがありそうですか。

立神 まだレビューできていないのですが、脈管や胸膜への浸潤はよりはっきりわかるようになるのではないかと思います。

山城 実験的なデータですが、血管や気管支のワークステーションでの抽出力が全然違ってきていま

す。ザイオソフトは超高精細CT対応のワークステーションを出されており、1,024マトリクスデータでの気管支等の抽出も可能です。私を被験者として気管支抽出をやってみました。同じ生データを、512マトリクス・0.5mm厚と、1,024マトリクス・0.25mm厚で再構成し、それをザイオのワークステーションで気管支抽出すると、1,024データの方がはるかに末梢まで気管支を抽出できました。気管支でもこうなので、造影でアンギオグラフィを撮れば、動静脈抽出も末梢まで延ばせると考えます。たとえば気管支鏡であれば、末梢にある肺病変の気管支鏡前にバーチャル気管支鏡をやりたいというときに、より正確なパスを出せるのではないか。このワークステーションを使いながら、そう思っています。

あと私がすぐ思いつくのが、mixed GGOの肺がんです。これは定義が変わり、中心部のソリッド部分だけを計測することになっています。今まではソリッドの部分とすりガラスの部分の境界が薄ぼんやりしていましたが、おそらく境界が1段階クリアに見えるようになりました。このあたりはmixed GGO肺がんの、たとえば増大傾向の評価やステージングに影響が出てくるのではないかと思っています。あと、これは言うのにけっこうな覚悟が要る話ですが、間質性肺炎に関して、これまでではないレベルでものが見えるようになっています。たとえば、これまで簡単に網状影と言っていたものが、もう少し違う見え方をしてくるものと私は思っています。

陣崎 定量化のためには、より薄いスライスが要求されるようになることは間違いないので、重要性はとても高いですね。一方、診断的な有用性という視点で見たときに、中内耳、骨梁、インプラント近くの膿瘍検出などが該当するでしょうね。金属アーチファクト抑制が効くのはすごく大きいと思います。あとは血管や肺野がよく見えることやステントの視認性が向上することが、診断をどう変えていくかが検証できるとよいのでしょうね。

山城 頭の微小血管も全然違います。穿通枝がきれいに見えるようになりました。藤田保健衛生大学の村山先生が精力的にやってらっしゃるのですが、頭の細い血管、腫瘍に至る動脈などがものすごくきれいに映っています。ONEでは見えなかったものが見えるということがあります。

陣崎 それが、臨床的に何をもたらすのかもぜひご検討いただけるとよいですね。

山城 おそらく術前の栄養動脈の予想、どの血管を結紮していこうというところで役に立つと思われ

同一患者、すべて5mm厚画像

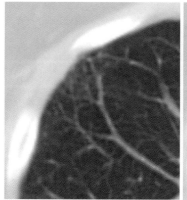

LightSpeed VCT(GE):
Chest, 270 mAs

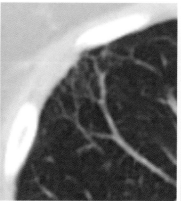

Aquilion *ONE* (Canon):
FC14-H, 201 mAs

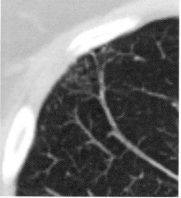

Aquilion Precision (Canon):
FC13-H, 154 mAs
（SHRモード）

図

ます。
片平　び慢性肺疾患の診断が変わったとか、興味深いですね。
山城　このJRCで、その会議をやることになっています。
五島　Centrilobular（小葉中心）は難しく、正直迷うときもあるので、腫瘍の中に見えるかは興味があります。
片平　肺が超高精細CTに集まってくると、フォローアップの運用が難しくなりますね。たとえば動脈瘤のフォローアップを1.5テスラMRIと3テスラMRIで交互に行うと見え方が違ってくる、みたいな世界になるのでしょうか。
山城　ですので、Precision導入後は、基本的に胸部に関してはすべてPrecisionでやっています。
宮下　歴史のある領域はけっこう難しいですね。心臓とかはすぐ受け入れますが。
立神　当院では、Precisionは通常のルーチン検査も撮影していますが、たとえば腹部ダイナミックをSHRモードで撮ると熱量が上がってしまい、クーリングさせないと次の検査ができなくて、そこが問題というか。患者さんが立て込んでいると連続撮影ができません。胸部から骨盤を撮り、次にまたダイナミック撮影というのが、SHRモードだとなかなか難しいです。
山城　当院も似たような感じですね。でもそこは改善されるらしいです。
髙橋　むしろ線量を出さないといけませんね。
立神　そうですね。
宮下　Dual energyも当初は症例を吟味して使っていた経緯があります。それがいまや全例、dual en-ergyで撮るようになりつつあるわけです。だから超高精細CTも管球容量だとか、今ある課題はいずれ解決するわけです。それほど遠くない将来には、先ほど述べたサブミリと同じように、すべてを超高精細モードで撮るようになるのですよ。
山口　さっき立神先生がおっしゃった「心臓領域で線量を落とす」ところに関係してくるのが、これも先ほど出たディープラーニングですね。ECRのお話も、可能な範囲で伺えれば。
立神　はい、今回のJRCでキヤノンが発表されると思いますが、Precisionに関して、腹部はノイズがかなり目立ちます。hybrid IRを使ってもまだノイズは多いのですが、このノイズを減らす再構成法の1つとして、ディープラーニング

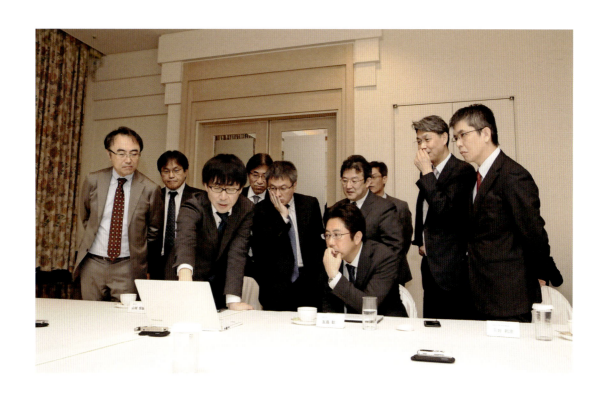

を用いた、AiCEという名称のノイズ低減技術が発表されます。これは高線量で撮影され、FIRSTで再構成された画像を教師データとしています。それをベースにノイズを除去する手法です。アーチファクトも減りますし、血管壁などはかなりシャープになり、見え方が大きく変わります。今回のECRで2演題を出したのですが、今回のJRCのランチョンでも発表がありますので、そちらで画像を見ていただければと思います。

キヤノン 次世代の再構成技術として、再構成時間などモデルベースでよいところがたくさんあります。大容量データを速く処理するという点でも、ディープラーニングを使ってチャレンジしようということで、立神先生に委託しました。

立神 PrecisionのSHRモードを使用し、FIRSTで再構成すると約30分かかるのですが、AiCEだと5分前後ですから、ワークフローも問題なくいけるのではないかと。

キヤノン 線量低減もその中ではいけそうです。

立神 そうですね。検出能が落ちないことを確認しながら、線量を下げていくようにします。

小林 ディープラーニングは画像再構成でもずいぶん前から東京工業大学の鈴木先生が研究されています。CTやMRIを含め、非常に注目されるところですね。それをいち早く商品化したというところがすごいですね。

宮下 超高精細CTが開発段階だった10年前から「検出器は被ばくが増える！」と皆さんがおっしゃっていました。もちろん今のIRやディープラーニングを用いて線量を減らす手法もあるのですが、そもそも従来の装置と同じくらいの分解能であれば、超高精細CTの線量は劇的に減らせるのですよ。無理なエンハンス関数を使わなくてもよい。山城先生は圧倒的な分解能を見てしまったら二度とそこから抜け切れないかもしれませんが、従来程度の分解能でよいのであれば、お腹の関数で達成できるわけです。同じ関数を使えば、4分の1くらいの線量で同じような画質を維持できるのです。

山城 超高精細CTになったからといって被ばく量が増えたということはありません。ONEで減らし過ぎていたのに比べると多少上がる領域はありますが、実際にPrecisionになって線量が極端に高いことはないですね。

立神 腹部の場合は、管球容量が上がりすぎてしまうので過剰な線量を出せず、結果的に線量は増えないことになります。

山城 小焦点でスーパーハイレゾリューションモードにしようと思ったときに、管球を冷やさないための線量のアッパーリミットがあるためといってもいいのですが、別にそんな過度な線量というのは……最初の頃は線量が高いという話が出回ったようですが、実際はそんなこと全然ないですよ。

宮下 おそらくファントムスタディで、たとえば同等のSDを同等のカーネルで得ようとすれば、当然線量は増やさなければならない。でも実際の臨床で見ると、そんなに線量は上げなくても十分見られる。アプローチの仕方で、評価は随分と変わってくると思いますよ。

陣崎 その違いとは何なのですか。

宮下 診断能に対比する物理評価手法に問題があるということなのでしょうね。われわれ放射線技師が言うのはおかしいですが。

山城 0.25mm厚にした時点で当然ノイズは増えるので、0.25mm厚で同じSDにしようと思ったらたしかに線量は上げざるを得ないですよね。そこの部分だけ物理評価しても、あまり意味はないのではないかと思います。

立神 今まではノイズやCNRを基準にしていましたが、これからは分解能などを見て総合的に判断する必要があると思います。

機能検査と4DCT

小林 次に機能検査ですが、面検出器CTが出てきて、機能画像や4D画像が期待されましたが、臨床で使いづらいというか、なかなか広がっていかないところが意外にあるようです。みなさんの施設ではいかがですか。当院では4D画像は、面検出器が入ったときにかなりやっていたのですが、なかなか次のステップに行かない。整形の先生からは「定量化できるアプリケーションを作ってほしい」といった要求がありますが、意外と使われていない、なかなか使っていただけないといったことがあるのです。研究ではそういったアプリケーションを作っていたりしています。また、パフュージョン検査は当院でも行うことはありますが、みなさんの施設ではいかがでしょうか。

髙橋 神戸大での4D撮像としては、先ほど言ったきわめて造影剤を減らす撮影では動脈全体は染まらないので、各フェイズで造影剤のある各場所を連続的に撮っていき、時間軸MIPして3Dを作るやり方のみ行っています。造影剤を極端に減らすと注入時間が短くなるので、ボーラスとして、非常に狭い範囲しか染まらないのですね。それを多時相で4D撮影することにより、大動脈の上部、下部、腸骨動脈などがそれぞれ染まっている画像を多時相で撮り、それらを単純に時相で足して時間軸でMIP像を作っていきます。シーメンスの装置では、いわゆる4D連続撮影の適応はほぼそれのみでした。

小林 時相で出せるのですか。

髙橋 syngo.viaでできるのです。

宮下 いわゆるTime MIPですね。時相を重ね合わせてCT値がいちばん高いところだけを見る方法です。

小林 キヤノンにも面検出器技術で頭頸部はあるのですが、広い範囲ではあまり聞いたことがありません。シーメンスの技術は、広範囲で撮ったものをさらにヘリカルでできるわけですか。

髙橋 レジストレーションできちんと補正してくれているはずなのです。腎機能が悪い方に、それこそ10ccほどの造影剤で非常に広範囲の、しかも低エネルギーで使えるので、コントラストのよい3Dが作れます。

山城 Revolution CTで、心臓以外で機能画像を撮られているところはございますか。

三好 主に頭のPerfusionです。

五島 以前、血管造影をやったことがあります。縦隔の変わった血管腫みたいなもので、要は気管支動脈、肺動脈、肺静脈のフロー方向がわからなかったので1回やってみようかということで、10相ほどシングルスキャンを撮っただけなのですが、被ばくもだいぶ抑えられて、血流の向きが事前に見られてよかった、ということがありました。これは特殊な例です。

立神 当科は胸部外科と共同で、術前の胸膜癒着の度合いに関する検討を行っています。過去に手術歴があり、再開胸予定の患者さんを対象としています。4D-CTを用いて術前に癒着の度合いがわかると、手術の準備はかなりしやすいということです。

小林 今回の座談会には片田和広先生がいらっしゃいませんが、腫瘍浸潤を動画、4Dで見ることは、ヘリカルCTの開発当初に片田先生がすでにされていたのです。その当時はなかなか世界的には認めていただけない時期だった——とよく片田先生が話しておられますので、ここで披露しておきます。

山城 私が本日お持ちした、肺癌の呼吸ダイナミックCTの動画が、すでに片田先生が昔おやりになっていた、と…。腫瘍の胸壁への癒着・浸潤は、呼吸ダイナミックCTの臨床応用としては一番わかりやすいのですが、実はこれはMRIでできてしまうのです。MRIでできてしまうのなら、エキストラで被ばくをさせてわざわざCTでやらなくてもよいのではないかということにもなります。あと吸気・呼気CTでレジストレーションすればわかるはずなので、わざわざ連続で撮影するのはいらないのではないかという話が出るのですが、やはり動くと説得力が違いますよね。余計なMRIのオーダーは必要なく、ルーチンのCT検査に足せて、また実はそんなに被ばく量は多くないのですよ。20mAsで6秒間の撮影で3mSvくらいです。聖マリアンナ医科大学で撮影された、肺癌の大動脈浸潤が術前に否定できた症例というものがあって、下行大動脈の3分の2周ぐらいを腫瘍が取り囲んでいるのですが、呼吸ダイナミックCTを見ると腫瘍が大動脈の表面をスルスル動いているので「ああこれは大丈夫だ」と。実際に胸腔鏡を挿入した時点で、すでに腫瘍は大動脈や縦隔からは外れていたという症例がありました。ちょっとハードルは高いけれど、ここまではMRIでやれるではないか、ということになるのですが、いまキヤノンさんといっしょに取り組んでいるのが、4DCTを用いて、MRIでは写らない肺表面の動きを定量化して、良性・炎症性の胸膜癒着を術前に診断する、というプロジェクトです。

広範囲かつ重度の胸膜癒着は、胸腔鏡の手術を難しくするのみならず、場合によっては開胸術に術式を変更したり、手術自体を中止せざるを得ないシチュエーションに追い込まれる。しかしわれわれの病院でも経験がありますが、術前のルーチンのCTでは重度の胸膜癒着があっても全くわからないことがある。そこで4Dの呼吸ダイナミックCTの出番になるわけです。すでにパブリケーションされたのでご覧になっていただけますが、私どもと共同研究をしている滋賀医科大学の永谷先生のグループがおまとめになられた論文で、肺の表面と隣の肋骨に点を打って呼吸ダイナミックCTで動きを見て、それぞれの座標を計算させ、くっついている（胸膜癒着がある）と座標の位置関係はあまり変わらず、くっついていないと座標の位置関係は大きく変化する。これをさらに一歩進めると、ピクセル単位で肺表面と肺外構造物の動きを定量化し、カラーマップが作れます。たとえば癒着があるところが青、癒着がないところが赤で表示できれば、瞬時に炎症性の胸膜癒着の有無がわかる。これは4DCTでないとできません。MRIでは見られないものだと思っています。立神先生のところは何で解析されていますか。

立神 当院はあまり特殊な方法やソフトを使わずに評価できないかと取り組んでいます。主に視覚評価をメインにしており、たとえば胸膜と近傍血管のずれの具合などを見ています。

山城 実際、カラーマップにしなくても、コロナルビューで動画を見ているだけでもけっこうわかりますからね。「ああ、これは明らかに何かくっついている」と。小さな結節影とかがあると特にわかりやすいですが。

立神 難しいのは肺尖部です。もともと呼吸に伴う動きが少ないためです。また呼吸が浅い方も評価は難しいです。それを差し引いても8割以上の症例では癒着の有無が評価可能と考えています。

山城 あと4DCTで面白いと思ったのは、聖マリアンナ医科大学では小児外科の依頼で先天性の気道狭窄等でよく4DCTが撮られていて、たとえば先天性の気管支食道瘻。まさしく息を吸い込んだときに孔が開くというような画像が出てくる。また喉頭蓋が気管のほうに落ち込んでしまうような症例の画像も、自由呼吸下で4D撮影することにより、はっきりとわかります。あと嚥下機能の評価とリハビリ後の回復を、嚥下運動を4D撮影することによって見られるという試みですね。これは東大さんでしたか。

陣崎 いま嚥下機能評価はどうなっているのですか。

キヤノン ガントリの裏側の面検出器でアプローチし、椅子に座って行うもので、海外でもジョンズホプキンスをはじめ、数台で定量計測を行っています。リハビリ後の評価の再考でも同じところがなかなかわかりませんでした。椅子も含めいろいろな補助が必要で、技術的にも難しいのが現実です。藤田保健衛生大学では研究が進められていますが、さらに臨床にもっていくにはトレーニングが困難なところがあります。面検出器で、ガントリが傾けられるメリットをうまく活用していければ。

小林 片田先生から出された論文も面白かったですよね。ドロドロした液体とサラサラした液体とで舌骨が動くタイミングと声門が閉まるタイミングが違うという。あれは非常に劇的な論文でした。

宮下 言語聴覚士（ST）の稲本さんでしたね。

キヤノン リハビリ科が機能的にやっておられて。

小林 リハビリ科で定量化して、残っている造影剤量が減ってくるというのも新しい使い方ですよね。

宮下 チルト機構があるガントリならではです。

髙橋 神戸大学でも口腔外科の先生が頭頸部癌術後とか、下顎を手術で片方を取っている方の場合、術後にどのように咀嚼時に下顎が動くかということを重点的に調べられていて、術後の戻り方、特に口腔外科の大きな手術をされたときにどうフォローするかにおいて、非常に有用性が高いということでした。術後の咀嚼機能の戻り方とか、上・下顎の3次元的な動き方とか、術後にどうなるかが重要ということを、Aquilion ONEを使用して論文を重ねられています。

陣崎 われわれの施設では、脳腫瘍や脳動静脈奇形（AVM）においては、術前に血管造影を必ずやってきたのですが、4DCTが導入されてからは、血管造影がなくなり全部CTに置き換わりました。立神先生のところでは、脳はどうされていますか。

立神 体幹部と同じように4D撮影しています。

陣崎 僕は脳がいちばんよい活用ではないかと思うのです。

宮下 心臓はどうですか。

山口 心臓はパフュージョンです。

立神 当院では最近あまりやっていないです。

髙橋 脳はすべてAquilion ONEで撮っています。

小林 もうルーチンで行う検査になっていますからね。

陣崎 そこが4Dの一番大きいところではないでしょうか。

AI（人工知能）と教育

Profile

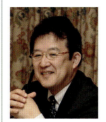

聖マリアンナ医科大学

小林 泰之

1989年旭川医科大学卒業、1991年自治医科大学大宮医療センター中央放射線部臨床助手を経て、1995～1996年Stanford大学放射線科に留学。1996年から自治医科大学大宮医療センター総合医学第一講座助手、2005年4月より聖マリアンナ医科大学放射線医学教室講師を務める。2007年から2009年、Johns Hopkins大学循環器科に留学。2015年4月より同大学医科大学先端生体画像情報研究講座教授。2018年4月より同大学大学院医療情報処理応用研究分野教授。専門はCT/MRI最先端技術、循環器画像診断、画像診断システム・医療AI/ICTイノベーションの開発。

小林 それでは最近流行の――というわけではありませんが（笑）、AI、人工知能の話に移ります。医療でもIBMのワトソンに代表されるように、抗がん剤の選択から始まり、今ではかなり大きな役割を果たすようになり、これからが期待されているわけです。われわれ放射線科医にとり非常に問題だと思っていることがあるのです。先日若いBSLの学生を教育しているときのことです。僕はこういうときに最先端の話をするのですが、「放射線科って面白いだろう、放射線科においでよ」、と誘ったときにこう言われたのです。「先生、大変失礼な言い方かもしれませんが、放射線科医と病理医は将来AIに取って代わられると聞いているので、私は放射線科には行きません」。こういう声は海外では聞いていましたが、ついに日本でも学生がそんなことを言うようになったのか、と強い衝撃を受けました。でも、そういうときには何と返せばいいかちゃんと考えていたので、きちんと論破しましたよ。いわく「放射線科医がAIにとって代わられるような時代には、放射線科医だけじゃなく、すべての医師が取って代わられているだろう。われわれ放射線科医はどちらかというとモダリティや最新技術との親和性が高いので、AIなどこれからの新しい技術はわれわれ放射線科医がリードしていくのだよ」と。「AIが医療に入ってきて、これからは『人間対AI』ではなく、AIに親和性が高い人と、AIを使うだけの人とのあいだの戦いになる。そこで勝つためには、AIに親和性が高い医師になる必要があり、放射線科が最も近いところにいるのだよ」と。みなさんはAIとの今後の付き合いについて、どのようにお考えですか。

陣崎 AIは前もって予測した疾患については診断できますが、それ以外については結構診断が苦手で「異状がない」と言い切ることが難しいです。結局は放射線科医が一度は目を通さざるを得なくなると思っています。ただ、ある程度拾いあげてくれることはすごくありがたい。われわれの仕事を楽にしてくれるという意味ではメリットがあると思います。AIだけを使っている施設と、AIの結果を放射線科がチェックしている施設であれば、後者の方が信頼度は高くなり、放射線科医の価値が上がると思うのです。

基本的に病理医と放射線科医の数は足りていないので、そういうところにAIを持ち込むのは、自分としてはすごくいいことだと思っていますし、よりクリエイティブなことに時間を使っていけるようになると思います。小林先生がさっきおっしゃったとおり、AIはすべての職種にかかわってくるので、その最先端でAIとからんでいけることはすごいメリットだと感じています。逆にAIとからむのは避けたいという医師は、デジタル時代のアナログ人間になって時代から遅れていくと思うのですね。そういう意味ではAIに最先端でかかわり、本当の人の価値を最先端で考えられる立場にあることは、すごく楽しいことだと捉えています。

五島 小林先生と陣崎先生のお話を聞いて、僕の思っていたことがずれていなかったと非常に安心しましたし、最初の小林先生の話で、学生から僕も同じことを何度も言われたことがあって。僕は「医師と言う業種の中で、放射線科医は最初にAIを使いこなす診療科なのだよ」という言い方をしていました。親和性が高いということだと思います。昨年のRSNAであるメーカの会で将来のAIについて議論する場があり、アジア、ヨーロッパ、北米、南米の15人ぐらいで話しました。その時に2030年のradiologyはどうなっているのだろうという話をして、今回同じように最終的にradiologistの目を1回もすり抜けない画像が存在するのか、しないのかが1つの論点になりました。結論は、たぶんそうはならな

いだろう、と。陣崎先生が言われたように、AIが「何も異状なし」と判断したものの中にどれくらい偽陽性が入ってしまっているのかはたぶん明らかにできないので、その段階でradiologistが必ずからむ。また親和性の話にもつながるのですが、AIの診断を補助的に使用した場合、その診断結果を持って外科医や内科医とコミュニケーションをやり取りするのは誰なのか。病理診断と照らし合わせて病理医とコミュニケーションをとるのは誰なのか。はたまた、血液検査の値と整合性があるかどうかを確認するのは誰なのか。となると、病院内のほとんどすべての部署や専門家とやりとりできる、いわゆる臨床医としての立場は、放射線科医が能力としていちばん長けていると思うのです。おそらくこれからはdepartment of radiologyの枠がもっと大きくなる——僕だけではなくその場の人たちの話ですが——技術検査部とか病理部もくっついたdepartment of diagnosisのリーダー的存在が、今でいうradiologistになるのだろうなという話でした。僕はそこで深く同意した覚えがあります。今日の話も、そういう方向にみなさん考えておられるなと思って。これからは大手を振って「放射線科医の未来は非常に明るい」と勧誘したいと思います。

陣崎 そのためには放射線科医がAIと親しむ環境がすごく必要だと思っていて、宣伝になりますが7月28日から行われるアドバンストメディカルイメージ研究会（SAMI）でも『気軽にディープラーニングをやってみよう』という講演を入れています。みなさんよろしかったらお越しください。機器展示も各社のAIへの取り組みを取り上げます。ディープラーニングとはどのようなものなのか、それを実感させる場を、早いうちから学会として提供する必要があると思います。

小林 僕自身が今度AIの大学院の方に移ったので、Facebookでいろいろな情報発信をしています。たとえば、AIの教育コースも千数百円で参加できるものもありますので、ご興味のある方はFacebookに友達申請してください（笑）。

山口 われわれ画像を作る立場としてですが、ディープラーニングでワークステーション上での血管の自動抽出をよりよくすることを最近やっているようで、その結果も良いようです。最近の心臓領域ですが、いま心臓が撮れるCT装置は沢山ありますが、専門の先生がいないところでも撮り始めてしまっている現状があります。その中で撮れるのはよいのですが、適切な画像が作れない状況で当院に回ってくる場合もあります。画像が作れないというのは解剖や必要な情報がわからないということで、そういったところには、ぜひともそういう領域にもこのディープラーニングの技術を入れ込んでいただければと感じています。

宮下 私が心臓を撮ると思えばわかりやすいですね（笑）。

髙橋 結局は教育の話につながるのですが、そういった中心になれる放射線科医というのが、今何千人という中の何％がそういうところに興味をもっているのか。人手が足りないとはいうもの、本当に足りないのは各診断科とコミュニケーションをしっかりとったり、いろんな臨床所見を得たりする人なのに、病院にそれほどいるようには思えないのです。正直、そうやってきちっとしてくれる人の方が少ないので、山口さんの言うところの「解剖はわからないけれども画が撮れてしまう」が起こるし、CTもとりあえず画像が出てくるから、所見は何となく書けてしまう。そういった裾野の部分と、本当の根幹部に関わっていこうという部分とに、いま放射線科医は2分化されつつあると思うのです。そこで下の部分の人たちがAIに取って代わられてしまうのではないかと思うのは、ある意味で本当かもしれない。そうしたなかで、もともと放射線科医は仕事量に対して人数が少な過ぎるので、この部分が上がっていき、これまでやってきたようにきちっと臨床家として各科を結ぶ、つなぐ立ち位置につく。そんな放射線科医が増えていく必要があるのです。でもそういった教育、文化が、実はけっこう厳しいところにある——そう思うところがあります。きちんとやっているところはあるけれど、そういった「文化」がないところは、いくら言っても動かない。AIはある種、どうしようもないところを救い上げるところにも働いてもらわなければならないと思います。それはエリア的に放射線科医がおらず、技師さんだけで検査をやっているところかもしれない。地域差とかからも、感覚が違うと感じます。AIの使い方も2つに大きく分かれていくのではないでしょうか。

陣崎 その通りだと思います。放射線科医をどう教育するかが重要です。

髙橋 放射線科医が底上げしていかなければどうしようもないところがあるのです。AIの技術について学ぶのも大事ですが、そういう教育、文化的な学びも大事になってくるのではないでしょうか。

小林 昔から「CTやMRIなどのモダリティに放射線科医が興味を

もたない」という話がずっとされていますが、それはAIも同様と思っています。AIに対して興味をもつ人は、それほど多くない。「いま僕らのやることではない」と受け取る放射線科医が多いですし、放射線技師の中にも、「AIといっても僕には関係ない」という人が少なくないのが現状です。放射線科医が変わるためには、もっとAIを勉強しようという気にさせる教育システムを立ち上げていかないと、AIを使うだけに終わり、やがては放射線科医がいなくなってしまう可能性もある。ものすごく難しい分かれ道に、いま僕らはいるのだなという実感がします。

陣崎 技師のみなさんはAIをどう捉えていますか。技師という職種に対するAIの影響はそうでしょう。

宮下 山口さんと前に話したのですが、全部ではありませんが放射線技師の読影補助という話は、AIが普及すれば「それはナンセンス」ということで意見が一致しています。一方で、画像処理などに関しては有用と考えます。「放射線科医はAIと親和性が高い」と小林先生が先ほどおっしゃったとおり、他の臨床科の人たちに比べてAIにより近いところに放射線科医がいるとするならば、ある意味われわれ放射線技師にとってもチャンスという気はしています。医療の中にAIが入ってくることは避けられないわけですから。

三好 放射線科の先生方と同じで、AIをコントロールするということはとても重要だと思います。医療の進歩はものすごく速い。僕が技師になってから、それまででまったく習っていなかったことが次から次と出てくる状況ですから。ディープラーニングということは、

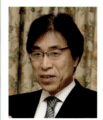

Profile

慶應義塾大学
陣崎 雅弘

1987年4月 慶應義塾大学 放射線診断科へ入局。1991年7月、日本鋼管病院医員。1994年7月、慶應義塾大学医学部 放射線診断科 助手。1999年2月、Harvard大学付属Brigham and Women's Hospital留学を経て、2006年10月、慶應義塾大学講師。2009年4月、慶應義塾大学医学部 放射線科学 准教授。そして2014年4月、慶應義塾大学医学部 放射線科学 教授に就任、現在に至る。

それをAI側に教えなければいけないということですよね。その教える立場をきちんと自分たちが確保しておけば、AIはしっかりコントロールできるのではないかと思っているのですが。先ほど髙橋先生が言われたとおり、AIをただ使うだけの人間は多少なりとも出てくると思います。でも少なくともトップクラスの先生方がAIをきちんとコントロールしていただければ、この職種がなくなることはないと思います。AIをコントロールする側、AIを使う側という考え方の違いは出てきてしまうかもしれませんが。

宮下 私を含めて多くの人たちは、AIが何なのかわからずに、いま語っているわけですから。大昔、CTが登場したときに一般撮影がなくなる、MRIが出たときにCTはいらなくなるといった話が出てきましたが、それと同じ状況にあるのかもしれません。ここは冷静に見ていくことが大事だと思うし、一方ではAIに強い関心をもつことも必要だと思います。

山口 「夜間などの救急時に画像を見て誰が判断するのか」という問題で、多少なりとも経験値のある放射線技師が何かしらのサインを出す——よく言われると思いますが、そういった中にAIが入ってくる。それはウェルカムだと思い

ます。そこは放射線科の先生方のデータベースに基づいたものになるでしょう。

陣崎 「AIに置換される」という話はたえず出ていますが、でも実際にそうかと言われるとそうじゃなくて、AIをコントロールする立場に立つということが重要だと思います。

小林 AIも非常に進歩しています。キヤノンさんが数年前から京都大学と一緒にやっておられる肺野結節鑑別診断のプロジェクトでは、39項目にわたり解析しています。その結果として、さまざまな腺がんの鑑別診断が何%、何%とずっと出力されるわけです。われわれ放射線科医って、日々の読影でレポートを書くとき、39も項目をチェックしてはいませんよね。また、ディープラーニングでは「なぜか」は出ないので、わざわざ39項目に分けて、「これがなぜ腺がんなのか」がわかるようにしているわけです。全部がディープラーニングというわけです。ルールベース、マシンラーニング、ディープラーニングを混在させた、ハイブリッドで作っているようです。

AIが39項目をチェックして出した答と、僕らが日々の読影の中で鑑別した答えのどちらが正しいかと言われると、僕はあまり自信

がないのです。僕がAIに勝てる自信は、あまりない。たとえば本当の肺の専門家であれば、もしかすると勝てるのかもしれませんが。

陣崎 小林先生、鑑別が挙がりすぎているということは、それだけ医師を迷わせるということになるのではないでしょうか。「もっともこれらしい」ことを伝えてあげることが重要かもしれまぜん。

小林 昔、アメリカの放射線科医が、画像診断はとにかくたくさん鑑別診断を挙げるという時代がありました。AIは鑑別を全部同じようなパーセンテージで出すのではなく、「こちらが97%で、残りは3%」といった形で並べられるので、下の方はほとんど意味がないのですがね。

宮下 AIやディープラーニングはアプローチがまったく違うわけですから。小林先生がおっしゃった39項目をキヤノンさんがチェックしているという点に関してですが、実際に放射線科の先生方は、それと一桁違うくらいの判断を一瞬のうちになさっていると思います。考えようによっては、AIは39項目「しか」チェックしていないとも言えます。ディープラーニングは数学的なベクトルやピクセルのベクトルを見ているという話で、それ自体、人が見ているより高度なことをしているとは思わなくてもよいのではありませんか。

小林 ちなみに、みなさん若者の教育はいかがでしょうか。みなさんの後進を育てるという意味で、若い人にCTやMRIなどのモダリティに関心をもってもらうために、どのように教育されているのですか。当院では僕のところに半年ごとに若手が回ってくるのですが、みなモダリティやシステムにもともと素養がある人で、日常業務の半分を占める読影業務の中で、幸いに興味をもってくれる人材が増えてきた印象です。しかし日々の読影だけで放射線科医にAIやモダリティ教育を行うのはなかなか難しいと思います。

立神 当院では40歳前後の放射線科医の数が充実してきており、若い医師を指導する体制が徐々に整いつつあります。若い医師には「自分からこれをやってみたい」とか、もっといろいろな人にコンタクトをとったりして積極的に研究してほしいと思います。無理やりやらせるわけにもいきませんが、私達も小さなことから研究の動機づけをしていければと思っています。

五島 臨床だけで、というのはなかなか難しいので、無理強いにならないギリギリの範囲で、研究のお手伝いという意味でもよいので、できるだけさせるようにしています。たとえばMRIなら新しいシークエンスが入ったとか、CTだとdual energyの画質評価といった、初歩の研究のリーダーをやってもらうとか。そうした研究のお手伝いから始めて、少しずつ装置の特性を話すようにしています。そうすると、まとめて何百例とかの画像を見るので、少し興味をもって「今までと違う感じがする」とか、「これってなぜこういう風に見えるのですか」と質問が出れば、それでもうラッキーかな、という感じで。でも、それを全員に対して行うかと言われると、厳しいところもありますけれども。

小林 そういうのはリサーチでは当然されると思うのですが、モダリティに興味をもってもらえるようになりますか？

五島 MRIはちょっと難しいですね。圧縮センシングの話もなかなかわからない感じで。その点、CTには少し興味をもち始めているのではないか、という感じがします。最近は特に画像管理加算Ⅲの話で、被ばく管理の話を私がワーワー言っているので、装置によって全然違うことを初めて知った若手が「じゃあすごく大事ですね」と言い出して。

陣崎 学会の理事会で考えていると思いますが、そういう方向性で進めていくべきでしょう。

片平 当院にはティーチングファイルがあり、面白い症例、最近入った機能をその中に入れるようにして、それをもとに毎週集まってワーワーやり、若い人たちがそれをまたネタにして……というイベントがあります。あと放射線科のドクターで週に1回、また私と技師さんが集まってのディスカッションを開いています。そこではたとえば「今週のイチオシの素晴らしい画像再構成」と出し、そういう風に画像再構成をしようと確認し合う。スタッフのモチベーションが上がり、けっこういいなと思っています。またこれは技師さんの集まりですが、PACSを工夫して失敗した例を保存し、ときどき出しながら「こうならないためにはどうすればよいか」とみんなで検証する集まりを、日常的に開いています。

小林 技師さんはそういう集まりがありますね。指導医側の熱意も大きく影響するということですね。

山城 自分自身の経験も踏まえてですが、ディープラーニングにしてもAIにしても、最先端のところ、たとえばCTのベンダーさん、開発にあたられている方々とコミュニケーションをとるとモチベーションが上がりますよね。そのことを私は、下の世代に早いうちから伝えようと思っています。作り手の方々はいったい何を考えているの

かを知る。その相互作用というか、ある程度外からの刺激を与えることで若い人が目を覚ますこともあるのではないか。自分は今後、そういった作戦をとろうと思っています。

小林 確かに、ここにいらっしゃる方々はみなベンダーさんにお世話になりながら良好な関係を維持し、育てていただいたわけで。そこは非常に大きなポイントだと思います。

陣崎 全然違う話ですが、この前ECRに行ってびっくりしたのが、富士フイルムさんが日立さんのCTを海外では売っているということ光景です。最初、富士フイルムさんがCTを作ったのかと思ってびっくりしました。日立さんのCTを海外で売るっていうことなのですね。欧州限定とのことですけれども、新しいCTの動向ではないかと感じました。

宮下 20年くらい前のRSNAで、フィリップスさんのブースで日立さんのCTを見たことありますからね。

＊＊＊

陣崎 今日の座談会は、dual energy、超高精細CT、AIそして教育という項目を小林先生が取り上げてくれました。今後は、CTのさらなる定量化やAIに関する研究をこれからの時代を担う放射線科医、診療放射線技師の皆さんに、ぜひ推進してもらいたいと思います。

これからCTがいっそう発展していくことを祈りながら、座談会を締めさせていただきます。今日はみなさん本当にありがとうございました。

（2018年4月12日、JRC会場（横浜みなとみらい）にて収録）

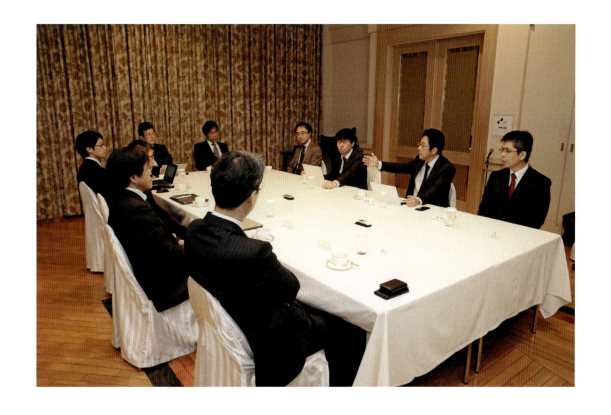

映像情報 Medical 投稿規定

原稿の募集および採否

① 「原著論文」、「症例報告」の原稿を募集します。原著論文は、独創性や先見性の高い論文をお待ちしております。症例報告は、画像医学の分野での最新の症例報告を募集します。

② 他誌に掲載されたものや現在投稿中のものはご遠慮願います。

③ 原稿の採否は編集部にて決定させていただき、いずれの場合もご連絡いたします。

執筆要項

■本文
原稿はデジタルデータでの入稿を原則としております。Windows、MacintoshいずれのOSの場合も、テキスト形式で保存してください（Wordも可）。

■文献
① 文献は論文中の出現順に記載し、次の形式にしてください。
[雑誌]
1）著者名：表題．雑誌名巻（号）：引用ページ，発行年
[書籍]
1）著者名：表題，書名（編者名），発行所，発行地，発行年（，引用ページ）
② 雑誌名の略称は Index Medicus や PubMed、医学中央雑誌を参考にしてください。著者名は筆頭著者1名のみで、2名以上は「ほか」または「et al」としてください。

■図表
① WordやPowerPoint、Excelなど、パソコンで図表を作成された場合は、デジタルデータでお送りください。カタログなど印刷物から転載される場合はできる限りオリジナルをご提供ください。
② 縮小して掲載する場合がございます。ご了承ください。
③ 手書きのものは弊社でトレースいたします。内容が明確にわかるように記載してください。
④ タイトルとキャプション（説明文）を付記してください。

■写真
① デジタルデータをご用意ください（プリントご使用の場合はご相談ください）。カラー・モノクロは問いませんが、掲載は原則モノクロになります。デジタルデータは JPEG、TIFF、EPS などのファイル形式でご用意ください。
解像度はカラーが350dpi、モノクロが600dpi程度が最適です。
② タイトルとキャプション（説明文）を付記してください。

■送付方法
① e-mail（medical@eizojoho.co.jp）にて、原稿、図表、写真データ等を添付してお送りください（5MBまで）。
② データサイズが5MBを超える場合、webアップロードをご利用ください。http:www.eizojoho.co.jp/upload/ にアクセスし、原稿および図表等をアップロードしてください（200MBまで）。

■校正
著者校正は原則として1回です。

■筆頭著者には掲載誌3冊をお送りいたします。また、ご希望の方にはPDFデータをご提供いたします。入稿時または校正時にお知らせください。

■その他
原則として入稿いただいたデータや写真は、CD-Rなどの媒体も含め返却いたしません。返却ご希望の場合は、入稿時にその旨を明記ください。

産業開発機構株式会社　映像情報Medical編集部
〒111-0053　東京都台東区浅草橋2-2-10 カナレビル
Tel. 03-3861-7051　Fax. 03-5687-7744

e-mail: medical@eizojoho.co.jp
http://www.eizojoho.co.jp

連載 本電子書籍は映像情報メディカル2017年4月号〜2018年3月号まで掲載された連載記事をまとめたものです。

映像情報 Medical

Dual Energy CTの実践活用

[企画・監修] 宮下宗治（社会医療法人耳鼻咽喉科麻生病院）
　　　　　　山口隆義（華岡青洲記念心臓血管クリニック）

こちらで販売中
amazon ⇒⇒⇒ http://amzn.asia/hrTHHKr
※電子版のみでの販売です。

映像情報メディカル掲載の好評連載1年分全12回を電子書籍で1冊に！

下記電子書籍ストアでもお求めいただけます
※予告なく変更になる場合がございます。電子版のみでの販売です。

Fujisan.co.jp　ヨドバシカメラ www.yodobashi.com　Reader Store
ブックパス　BookLive　ebookjapan
Neowing　U-NEXT　YONDEMILL

●腹部領域へのDual Energy CT 〜肝臓脂肪の定量評価〜
　板谷春佑／医療法人渓仁会 手稲渓仁会病院 診療技術部
●心臓のDual Energy（冠動脈石灰化除去）
　及川徳章／伊東市民病院 医療技術部 放射線室
●Dual layer spectral CTを用いた新たな臨床への活用
　坂部大介ほか／
　熊本大学医学部附属病院 医療技術部 診療放射線部門ほか
●Dual Energy CTによる物質弁別の応用
　石田智一／福井大学医学部附属病院 放射線部
●急性期脳梗塞に対する
　血行再建術直後のDual Energy CT
　福田幸太郎／
　東京女子医科大学八千代医療センター 画像検査室
●Dual Energy CTの泌尿器領域における臨床応用
　福井利佳／東京女子医科大学東医療センター 放射線科
●Dual energyによる骨髄（bone marrow）イメージング
　大橋一也／名古屋市立大学病院 中央放射線部
●循環器領域におけるDual Energy CTの臨床的使用経験
　佐々木康二／
　医療法人 札幌ハートセンター 札幌心臓血管クリニック
●Dual Energy CTの脳血管CTAにおける臨床応用
　濱口直子／札幌麻生脳神経外科病院 放射線科
●Dual Energy CTによる虚血診断に有用なヨードマップ画像について
　中井雄一／昭和大学横浜市北部病院 放射線室
●Dual Energy CTの骨折精査への応用
　野水敏行／労働者健康安全機構 富山労災病院 中央放射線部
●Dual Energy CTの肺血栓塞栓症における臨床応用
　鈴木諭貴／地方独立行政法人 東京都健康長寿医療センター 放射線診療科

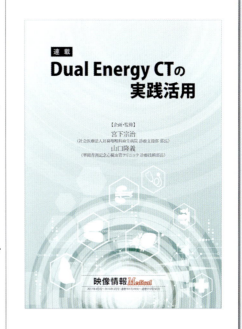

電子版　全68頁　¥1,280（税込）

【お問い合わせ】
産業開発機構株式会社
映像情報メディカル編集部
[TEL] 03-3861-7051
[FAX] 03-5687-7744
[E-mail] sales@eizojoho.co.jp

最新トレンド—AI

画像診断領域における深層学習の最先端技術とAI支援画像診断

鈴木賢治

イリノイ工科大学医用画像研究所／東京工業大学 科学技術創成研究院World Research Hub Initiative

● 人工知能と放射線画像診断

　最近、新聞、雑誌やテレビなどで、人工知能（Artificial Intelligence：AI）という言葉を耳にしない日はない。学会も、産業界も、そして世間も、第3次AIブームに湧いている。AIが第4次産業革命をもたらす、とさえいわれているため、AIの研究開発は、各国が国を挙げて推進している。現在AIの分野で世界をリードしている米国では、国会で複数の「AI法案」が策定されており、先日筆者は、下院で策定されている「AI労働法案」の円卓会議にAIの専門家として招聘されたところであった。産業革命に乗り遅れた国の衰退を歴史が教えてくれており、今AIの研究開発を各国が躍起になって推進していることはごく自然なことであろう。

　この第3次AIブームは、ディープラーニング（Deep Learning：深層学習）と呼ばれる革新的な機械学習がその中心にある。深層学習によるこの研究ブームは、2012年10月の著名なコンピュータビジョンコンテストILSVRCをきっかけに始まった。本コンテストで、深層学習が性能でほかの手法を大きく引き離し圧勝した。その結果、MITの著名な科学技術誌MIT Technology Reviewは、深層学習を、2013年の革新的技術トップ10に選んだ。それ以来、深層学習は、コンピュータビジョン分野のみに留まらず、音声、画像、自動車、ロボットなど、さまざまな分野でブームを巻き起こしている。放射線画像診断の分野でも、深層学習を使った研究開発が急速に盛んになっている。

　深層学習には、産業界からも熱い視線が注がれている。Googleは、2013年トロント大学のスタートアップ会社DNNresearchを5億ドル（約550億円）で、2014年にはロンドン発のスタートアップ会社DeepMindを4億英ポンド（約650億円）で買収した。一方、Baiduは、3億ドル（約330億円）を投資して、Stanford大に深層学習を研究するAI研究所を設立した。また、Facebookは、深層学習に頻繁に使われる畳み込みニューラルネット（CNN：Convolutional Neural Network）の開発者、ニューヨーク大学のLeCun教授を迎え、シリコンバレーに人工知能研究所を設立した。このように、産業界は、深層学習を、それぞれの分野において今後欠くことのできない重要な技術と位置づけ、巨額な投資を始めている。

　AIの応用は、画像、音声、自動車、ロボットなど多岐にわたるが、AIの医療分野への応用は最も注目されている分野の1つである。囲碁の元世界チャンピオンを破った（強化学習と深層学習による）AIを開発したGoogleのDeepMind社は、次のターゲットに医療分野を選んでいる。また、IBM社は、チェスの世界チャンピオンを破った"伝統的な"AI技術の転用先として、医療分野を主要分野とし、深層学習を取り込みながらWatsonブランドによるAIを展開している。他の国内外の主要メーカも、医療分野を戦略分野として位置づけ、ビジネスを重点的に展開している。日本国政府による成長戦略をつくる未来投資会議において、

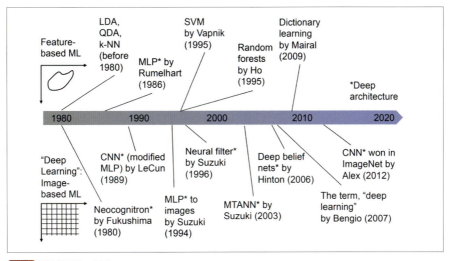

図1 機械学習の歴史

(ML: Machine learning; LDA: Linear discriminant analysis; QDA: Quadratic discriminant analysis; k-NN: k-nearest neighbor classifier; MLP: Multilayer perceptron; CNN: Convolutional neural network; SVM: Support vector machine; MTANN: Massive-training artificial neural network)

AIの医療応用が重点分野と言及され、厚労省もAIの活用分野として画像診断を挙げている。国外でも、筆者も参加するAmerican Association for Physics in Medicine（AAPM）のComputer-aided Diagnosis（CAD）委員会において、深層学習が使われるようになったCADシステムに対する評価技術が議論され、FDAのガイドラインの修正や改定の必要性にも言及された。また、主要な国際誌の1つであるPhysics in Medicine and Biology（PMB）でも、筆者を含むAI委員会が設立され、PMBのAI関連の研究への対応が議論された。このように、AIの画像診断分野への応用は、内外で大変注目されている分野であり、飛躍的な成長が見込まれている。

深層学習の歴史

このように一大ブームを巻き起こしている深層学習は、従来の機械学習と何が違うのであろうか？ 深層学習の出現以前には、機械学習で何らかの問題を解決しようとする場合、その分野の専門的知識と経験に基づき、その問題を解決するのに有効と思われる特徴量をデータから抽出した。これは「特徴抽出」と呼ばれる重要なステップで、機械学習による手法開発の肝であった。たとえば、画像から対象物を認識する場合、対象物をまず分割（セグメンテーション）し、分割した対象物から特徴量（たとえば、寸法、円形度、コントラストなど）を抽出した。「特徴抽出」の後は、抽出した特徴量から有効なものを選び出す「特徴選択」を行った。これら特徴抽出と特徴選択は、機械学習の性能を決める最も重要な要因であるため、この開発と最適化には膨大な労力と時間を費やした。一方、深層学習では、特徴抽出も特徴量選択も必要ない。深層学習は、これらのステップをデータから自動的かつ合理的に学習する。深層学習とそれ以前の機械学習の本質的な違いは、データや画像から「特徴抽出」も「特徴量選択」もせず、データや画像を「直接見て」学ぶ、すなわち、画像中の画素に代表される生データ（Raw data）を直接学習するところにある[1]。ディープラーニングの「ディープ」という単語から、多くの人々は、深い層をもつことがこの革新の基と信じているが、革新の本質は、特徴量などで表現したものを学ぶ機械から、生データ（たとえば画像）を直接学ぶ機械への変化である。層の「深さ」はなおも非常に大切な属性であるが、最も重要な本質的な違いではない。

このように機械学習は①特徴量ベースの機械学習と②深層学習を含む画像（あるいは生データ）ベースの機械学習に大別できる。深層学習を含む機械学習の歴史[2]を図1に示す。2012年暮れ以前

は、30年以上に渡って特徴量ベースの機械学習が圧倒的な主流であった。しかしながら、画像ベースの機械学習や深い層をもつ機械学習も、実はずっと以前から存在し、決して2012年暮れに生まれたわけではない。実際に"深層学習"は医用画像工学を含むさまざまな分野で長年多数応用されている[1]。深層学習の主要なモデルであるCNNは、1979年（英語の論文は1980年）に大阪大学のFukushimaらの提案したNeocongnitronを簡略化したものである。日本人の先駆的な研究がこの革新の始まりであると言ってよい。また、筆者のグループは、画像を直接学習する機械学習の研究開発を20年以上に渡って続けている。これは、深層構造をもち得るニューラルネット（あるいは他の機械学習モデル）で構成され、視覚のモデルに近い構造と機能をもつ。ニューラルフィルタ、ニューラルエッジ強調器、大規模学習ニューラルネット（Massive-Training Artificial Neural Network：MTANN）などがそれである。医用画像処理・解析とコンピュータ支援診断の分野で、これらの手法が、従来手法と比べて飛躍的に高い成績や性能で問題を解決したり、ほかの手法では不可能であった問題（たとえば、胸部X線像からの骨成分と軟組織成分の分離）を可能にしてきた。筆者のグループとその共同研究者や同分野の研究者は、最近他の分野で深層学習がもたらしている驚きを、20年も前から経験し続けているし、深層学習でまだ経験されていない驚きも経験している。筆者は、筆者のグループで長年の間に培った経験・ノウハウ・方法論を、是非、本稿を読んで下さっている研究者の方々と共有し、この研究分野の発展につなげたいと願っている。

このように歴史を紐解くと、物事の本質と事実が正確に見えてくる。機械学習分野において30年以上主流であった特徴量ベースの機械学習は、2012年暮れの画像ベースの機械学習の「再発見」を契機に主流から外れ、Hinton, Bengio, LeCunらによって"深層学習"[3]という新しい名前が付けられ広められた。研究者は名前に惑わされず本質を見抜くことがきわめて重要であり、それを見誤れば研究は間違った方向に進む。さて、人の視覚による物体認識には、対象物の「記述による」認識・理解と、記述なしで対象物を「直感的に認める」知覚・認知がある。これまで30年以上研究されてきた特徴量ベースの機械学習は前者（"大人のAI"）を、深層学習などの画像を直接学習する機械学習は後者（"幼児のAI"）を担い、両者が一体となってヒトの視覚が人工的に実現できると筆者は考えている。後者の本格的な研究は、今始まったばかりであり、視覚分野のAI研究の今後30年のフロンティアになると考えられる。

本稿では、深層学習によるAIとその画像診断支援ならびに深層学習による医用画像処理と認識について述べる。ここでは、これらの技術で歴史的に先行するわれわれのMTANN深層学習モデルを中心に述べることとするが、ほかの深層学習モデルによる同様な応用についても紹介し、それぞれの特徴を明らかにする。

MTANN深層学習の基本原理と特徴

1）基本原理

MTANN[4]は、図2に示すように、画像を直接扱うことができるニューラルネットによる回帰モデルの畳み込みで構成される。MTANNは、入力画像とそれに対応する理想的な「教師画像」の関係を学習し、医用画像中の特定の陰影（やパターン）を強調し、それ以外の陰影（やパターン）を減弱することができる。このようにMTANNは、ほかの深層学習と同様に画像が入力であるが、出力はほかの多くの深層学習のようなクラス（たとえば、正常と異常といったカテゴリ）と違って画像である。ごく最近、MTANNのように画像を出力とする深層学習モデルも登場しつつあるが、基本的にはMTANNですでに行われてきた技術の変形や流用である。MTANNは識別器ではなく、教師あり画像変換器（ある特定のパターンをろ過することができることから、学習機能付きの広義のフィルタと考えることもできる）であり、学習により強調する（物理的な、あるいは、セマンティックな）パターンを学ぶことができる。ある特定のパターンの強調を学んだMTANNの出力は、尤度分布（画像）を形成し、それがスコア層でスコアに変換され、ここで画像情報は尤度に変換される。MTANNはこの変換を通じて識別を行う。複数のニューラルネット回帰モデルを使う混合エキスパートMTANN（Mixture of expert MTANN）では、複数のスコア層から得られた複数のエキ

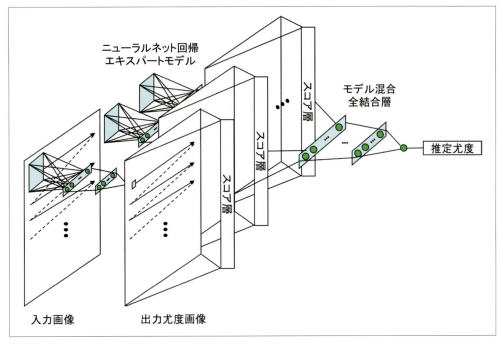

図2 混合エキスパートMTANN深層学習の構造

パートスコアを全結合層で融合し、最終的な尤度を推定する。

2) 特徴

MTANN深層学習は、サポートベクターマシンのような識別器と考えることもできるが、通常の識別器の概念を超える優れた特徴をもつ。あるいは、学習できる非線形性の高いフィルタと考えることも可能であるが、通常のフィルタの概念を遥かに超える機能をもつ。MTANNは、画像処理の分野で発達してきた画像中の成分の強調や減弱、パターン認識の分野で発達してきたパターンとパターンの識別、機械学習の分野で発達してきた学習、これらの複合の産物といえる。以下に、これまでに明らかとなっているMTANN深層学習の特徴を示す。

①高性能

従来手法に比べて高い性能をもつ。

②高汎化性能

未学習の症例に対して高い性能（汎化性能）をもつ。

③少症例学習

非常に少ない症例数で学習が可能。ほかの深層学習の場合は、1種類の病巣の検出に5,000〜20,000例の学習データが必要といわれているが、MTANNは最低数例程度、典型的には数十例ほどのデータがあれば十分に学習できる。

④高汎用性

1つのモデルで分類、識別、検出、強調、減弱、セグメンテーション、変換などのさまざまな画像処理、パターン認識、画像変換ができ、異なるモダリティ、異なる臓器や異なる疾病に対応可能である。

⑤構造設計が容易

ほかの深層学習の構造設計には、膨大な試行錯誤が必要であることが知られているが、MTANNの構造設計は容易で、ほとんど試行錯誤をすることなく設計が完了する。

⑥学習の高安定性

ほかの深層学習では、パラメータを僅かに変えただけで、あるいは、学習データと少し違ったデータを入力しただけでも性能が大きく変わり、学習も安定しないが、MTANNはこれらに対して非常にロバストで、性能と学習が非常に安定している。この特徴は、深層学習を用いた製品の実用化には決定的に重要である。

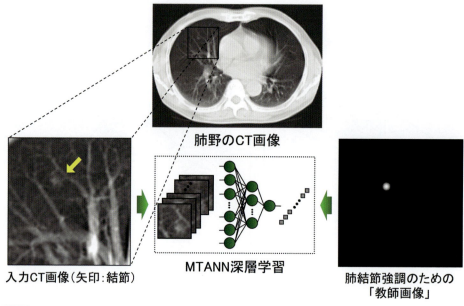

図3 MTANN深層学習による肺結節強調のための学習

深層学習AIの画像診断支援応用

1) MTANN深層学習による胸部CTにおける"見落とされた"肺結節の検出

　世界中で年間900万を超える人が胸部疾患で亡くなっている。米国では、病死の約4分の1の原因が悪性腫瘍（がん）であり、その中で肺がんは死因の第1位を占めている。一方、日本でも肺がんは男性のがん死亡の第1位を、女性では第2位を占めている。近年、肺がん検診にはCTが用いられるが、肺がんの可能性のある肺結節が一定の割合で"見落とされている"*ことがわかっている。この"見落とし"を防ぐ（検出感度を向上させる）ため、AI支援画像診断システム（あるいはコンピュータ支援診断：Computer-aided diagnosis (CAD)）が開発されている。標準的な肺結節検出のCADは①肺野の抽出、②結節候補の検出、③結節候補の分割（セグメンテーション）、④結節候補からの特徴量の抽出、⑤特徴量ベースの機械学習（識別器）による結節候補の分類、の5つのステップから成る。MTANN深層学習は画像を直接学ぶことができるため、これらのステップをMTANNによる単一のステップで行う。具体的には、図3に示すように、肺野のCT画像全体をMTANN深層学習の「入力画像」とする。「教師画像」には、結節を手動で分割して得られた2値画像にガウス平滑化フィルタをかけて作成した「肺結節らしさ画像」を用いる。学習後のMTANN深層学習をCT画像全体に適用した結果を図4に示す[5]。この肺結節は初期の検診で"見落とされた"症例である（後の検査によって検出されたため、患者の予後には影響がなかったと考えられる）。CT画像全体から結節を強調し、それ以外の陰影を減弱できていることがわかる。出力画像を2値化し、小さな面積と大きな面積の領域を削除すれば、画像全体から肺結節をセグメンテーションした画像が得られる。これは、偽陽性陰影（FP）がなく、肺結節を正確に検出しているCADそのものである。原画像から最終結果の肺結節検出までを得るEnd-to-endモデルを実現できていることがわかる。本研究は深層学習をEnd-to-endモデルとして使った世界最初の研究である。

※ false negativeを"見落とし"と表現するのは必ずしも正確ではない。なぜならfalse negativeは、モダリティ、検査方法、ヒトの視覚の限界の複合的な結果であるからである。

2) MTANN深層学習と他の深層学習の徹底比較

　MTANN深層学習と他の深層学習の性能の違いを明らかにするため、CTにおける結節検出の

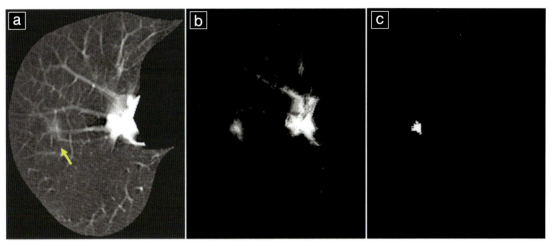

図4 MTANN深層学習による肺結節強調画像とそれによる肺結節検出並びにセグメンテーション結果
a：肺野のCT像（矢印：結節）
b：MTANNの出力画像
c：結節のセグメンテーション・検出

ためのCADにおいて、これらのモデルを徹底比較した[6]。特徴量ベースの機械学習によるCADシステムの主な問題点は、偽陽性陰影が多いことである。これは、特徴量ベースの機械学習が正常構造の認識に"弱い"ためである。FPが多いと、放射線科医の日々の診断の妨げとなるだけでなく、放射線科医のCADに対する信頼を失い、CADが役に立たなくなる可能性がある。MTANNとほかの深層学習モデルをCADのFP削減に適用した。使用したデータベースは、38の"見落としの肺結節"を含む50の肺結節から成る[7]。深層学習の中で最も使われているCNNモデルから、5つの代表的なモデルを選んだ。その内の4モデルは、コンピュータビジョンコンテストILSVRCで優勝したAlexNet、CNNの開発者であるLeCun教授のLeNet、層の浅いCNN（Shallow CNN）、層の深いCNN（relatively deep CNN）である。各CNNの構造やパラメータを結節のデータベースを用いて徹底的にチューニングした。さらに、ILSVRCで学習済みのAlexNetのネットワークを転移学習し、結節データベースでチューニングし、fine-tuned AlexNetを得た。MTANNの学習に使ったときとまったく同じ症例数（10個の典型的な結節と9種類90個のFP）で、これらの5つのCNNを学習したところ、CNNの性能は非常に低いものとなった。一方、MTANNの性能は、きわめて少ない症例で学習したにもかかわらず、非常に高い。MTANNはこのように大変少ない症例で学習可能である。これをわれわれはスモールデータ深層学習と呼んでいる。少症例から抽出された膨大な数（10,000個）の入力局所領域で学習することが、MTANNの少症例学習を可能としている[8]。Massive Trainingという名前は、このことに由来している。MTANNは深層学習モデルの中で最も少ない症例数で学習できる深層学習モデルである。CNNの学習には多くの症例が必要であることが知られているため、平等な比較条件とはならないが、CNNの学習にのみデータベースのすべての症例（50の結節と490の偽陽性陰影）を使い、交差検証法を用いて学習とテストを行った。結果を図5に示す。5つのCNNの中で最も性能が高かったモデルはfine-tuned AlexNetであった。MTANNが100%の検出感度の時に2.7個／患者の偽陽性率であるのに対し、fine-tuned AlexNetは22.7個／患者であるという、大きな性能差が観測された。

3）CTコロノグラフィにおける見落とし易い病変の検出

CTコロノグラフィにおいて見落とし易い病変に、平坦隆起型病変がある[9]。その形状は、典型的なポリープと異なり平坦である。平坦隆起型病

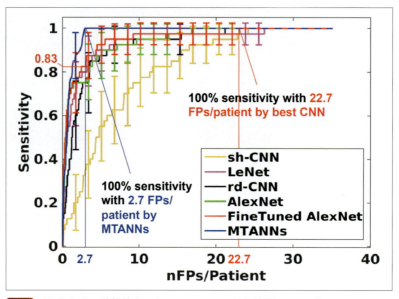

図5 CT像からの結節検出におけるMTANN深層学習とさまざまなCNN深層学習との性能比較（sh-CNN：Shallow CNN；rd-CNN：relatively deep CNN）

変は、通常のポリープよりも悪性に転ずる割合が多いため、その早期検出は大変重要である。AI支援画像診断システムでは、このような見落としやすい病変の検出が非常に重要である。なぜなら、見落としにくい明らかな病変は、AIの支援がなくても見落とされないからである。このため、AI支援画像診断システムが臨床において本当に役立つためには、システムが見落としやすい病変の検出に"強い"必要がある。平坦隆起型病変を高感度で検出するため、われわれは独自のスピニング・タンジェント法[10]を考案した。本方法は、検出感度は高いものの、FPが比較的多い。このFPを削減するため、混合エキスパートMTANN深層学習を適用した。図6に"見落とされた"平坦隆起型病変の検出の例を示す。大腸のひだの裏にある大きさ10mmの平坦隆起型病変を正確に検出できていることがわかる。

● 深層学習の医用画像処理・認識への応用

1）MTANN深層学習によるセマンティックセグメンテーション

X線造影像から左心室をセグメンテーションすることに、MTANNの前身であるニューラルエッジ強調器を応用した。循環器専門医がたどった左心室の輪郭をニューラルエッジ強調器に教師画像として与えて学習を行った。これにより人が知覚した輪郭に基づくセグメンテーションが行える。これを物理的なエッジなどに基づく通常のセグメンテーションと対比し、意味論的なセグメンテーション（セマンティックセグメンテーション）と呼ぶ[11]。その結果を図7に示す[12]。専門医がたどった輪郭にきわめて近い輪郭が抽出されていることがわかる。本研究は深層学習を用いたセマンティックセグメンテーションの世界最初の研究である。なお、詳細は割愛するが、MTANNは、セマンティックセグメンテーションを行うFully Convolutional Network（FCN）[11]と密接な関係（特定の条件下で等価となる）にある。

2）胸部単純X線像の骨と軟組織の分離[13〜17]

胸部単純X線像において見落とされた結節の80％が、肋骨や鎖骨に重なっていたという研究が報告されている。結節検出の妨げとなる肋骨や鎖骨を分離することができれば、見落としを防げるものと期待される。また、結節検出のCADの偽陽性陰影の大部分が肋骨や鎖骨に起因しているため、これらの陰影を分離できれば、CADの性能を大幅に向上させることができる。MTANN深層学習は、ある特定の陰影を強調したり、消去し

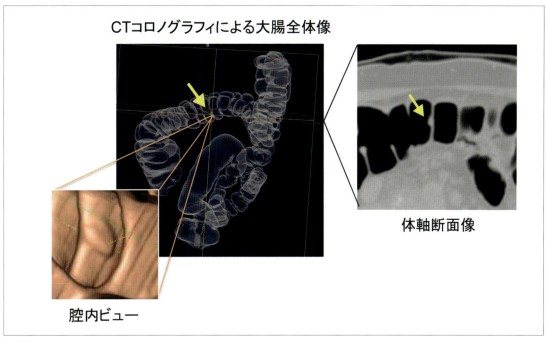

図6 スピニング・タンジェント法とMTANN深層学習によるAI支援画像診断システムによる見落としやすい病変（平坦隆起型病変）の検出

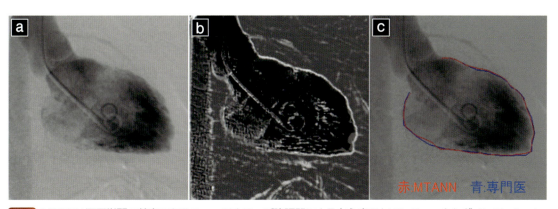

図7 MTANN深層学習の前身であるニューラルエッジ強調器による左心室のセマンティックセグメンテーション
a：左心室造影像
b：MTANNによるエッジ強調画像
c：セマンティックセグメンテーション

たりすることができる。この特性を利用することにより、MTANNを胸部X線像からの肋骨・鎖骨陰影の分離に応用可能である。これを実現するため、デュアルエネルギー差分技術により得られた軟組織画像と骨画像を利用する。すなわち、MTANNの入力画像に通常の胸部X線像を、教師画像に骨画像あるいは軟組織画像を使用してMTANNを学習する。画像中で比較的小さな肺血管と比較的大きな肋骨を分離するため、多重解像度技術をMTANNに適用し、多重解像度MTANNを開発した。図8は、胸部X線像に、学習後の多重解像度MTANNを適用した例を示している。多重解像度MTANNによる仮想デュアルエネルギー軟組織画像では、肋骨や鎖骨の陰影が消え、軟組織の様子が詳細にわかる。肋骨に重なった結節の視認性が格段に向上している。エ

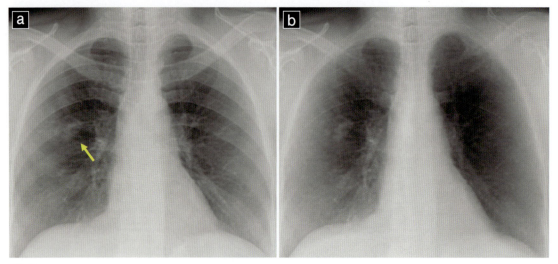

図8 通常の胸部X線像とMTANN深層学習により作成された仮想デュアルエネルギー軟組織画像
a：胸部X線像（矢印：結節）
b：MTANNによる仮想デュアルエネルギー軟組織画像

ネルギー差分技術に対してMTANN法が優位な点は、通常の胸部X線像1枚から、特別な装置を用いることなく、線量を増やすことなく、軟部組織画像と骨画像を作成できることにある。本研究は、深層学習による仮想デュアルエネルギー画像化法の最初の研究である。なお、詳細は割愛するが、多重解像度MTANNは、セグメンテーションを行う深層学習モデルとして広がりつつあるU-Net[18]と同様なDecomposition (Pooling)とReconstruction (Up-sampling)によるU字構造をもつ深層学習モデルであり、両モデルは密接な関係にある。

3）X線CTの被曝線量低減[19]

同様の原理を利用して、MTANN深層学習によるX線CTの被曝線量低減手法を開発した。本研究は、広島大学病院放射線診断科粟井和夫教授のグループと共同で行われた。まず、精巧な胸部ファントムを超低線量で撮像し、これをMTANNの入力画像とする。同じファントムを超高線量で撮像し、これを教師画像とし、MTANNを学習した。学習後のMTANNに、患者の超低線量CT像を入力すれば、あたかも高線量で撮像されたような仮想高線量CT像が得られる。実験結果を図9に示す。MTANNによる仮想高線量CT像では、ノイズやアーチファクトが極限まで軽減されており、肺結節を明瞭に確認することができる。入力超低線量CT像の10倍の線量をかけてCT像を撮像し、これをリファレンス画像とした。これと比べ、MTANN仮想高線量CT像は、ノイズもアーチファクトも少なく、肺血管や結節がより明瞭である。これは、30倍の超高線量CT像を用いてMTANNを学習したことに起因する。最近、ResNet深層学習を利用したCT線量低減技術が発表されている[20]が、これによるとCT画像中の正常構造や病巣の詳細情報が失われがちといった欠点があり、MTANNによるものより性能が低い。本研究[21]は、深層学習によるCTの被曝線量低減技術の開発の世界最初の研究である。ごく最近、深層学習によるCTの画像再構成、MRIの高速撮像、医用画像の超解像度化など、深層学習による画像化技術が開発されつつあるが、MTANN深層学習による画像化技術の特許[22]やMTANN深層学習の論文[4]においてこれはすでに言及されている。

● 結論

本稿では、画像診断領域における深層学習の最先端技術と深層学習によるAI支援画像診断（CADと同義）、深層学習による医用画像処理と認識を紹介した。今回のAIブームと現在のAI技術の中

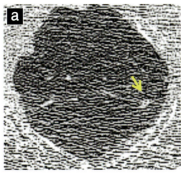 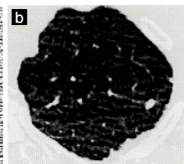 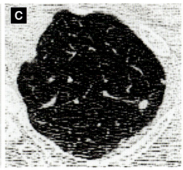

図9 超低線量CT像とMTANN深層学習により生成された仮想高線量CT像とリファレンスの通常線量CT像(矢印は結節)

a：超低線量CT (0.2 mSv；矢印：結節)
b：MTANNによる仮想高線量CT (0.2mSv)
c：リファレンスの通常線量CT (2.0mSv)

心である深層学習は、最近突然出現した新しい技術ではなく、30年以上の歴史をもつ技術であり、ごく最近「再発見」され、深層学習の名前が付けられて広まったものである。深層学習モデルは画像認識への応用で大きく注目され、識別器(出力がカテゴリ)として機能するものがほとんどであるが、われわれ独自の深層学習モデルMTANNと同様に、画像処理への応用が可能なモデル(教師が画像)も出現し始めている。それらのモデルの多くは、MTANNと密接な関係(特定の条件のもとで一致)をもつ。放射線画像診断の分野では、AI支援画像診断などで活用されている画像認識技術と同様に、これら深層学習を用いた医用画像処理、画像化技術が発達するものと期待される。深層学習モデルは、MTANN深層学習が達成してきたように、従来の技術では検出が不可能であった病巣の検出や、従来不可能であった画像処理を実現するものと期待され、今後30年の研究のフロンティアとして、医療、科学技術、産業、生活を大きく変えるものと予想される。

謝辞
筆者は、広島大学病院放射線診断科粟井和夫教授、檜垣徹准教授、福本航医師のCTの被曝線量低減に関する共同研究に、イリノイ工科大学Computational Intelligence in Biomedical Imaging Labの大学院生Amin Zarshenas氏、Junchi Liu氏、ほかのラボメンバーの深層学習研究への貢献に感謝する。MTANN深層学習による医用画像処理・認識・診断応用に関する特許の一部は、Riverain Technologies社、AlgoMedica社を含む数社にライセンス供与されている。

参考文献

1) Suzuki K: Survey of Deep Learning Applications to Medical Image Analysis, Medical Imaging Technology 35(4), 2017

2) Suzuki K: Overview of deep learning in medical imaging, Radiol Phys Technol, 10(3): 257-273, 2017

3) LeCun Y et al: Deep learning. Nature 521(7553): 436-444, 2015

4) Suzuki K et al: Massive training artificial neural network (MTANN) for reduction of false positives in computerized detection of lung nodules in low-dose computed tomography, Med. Phys 30(7): 1602-1617, 2003

5) Suzuki K: A supervised 'lesion-enhancement' filter by use of a massive-training artificial neural network (MTANN) in computer-aided diagnosis (CAD), Phys. Med. Biol 54(18): S31-45, 2009

6) Tajbakhsh N, Suzuki K: Comparing Two Classes of End-to-End Learning Machines for Lung Nodule Detection and Classification: MTANNs vs. CNNs. Pattern Recognit 63: 476–486, 2017

7) Li F, Arimura H, Suzuki K, Shiraishi J, Li Q, Abe H, Engelmann R, Sone S, MacMahon H, Doi K: Computer-aided detection of peripheral lung cancers missed at CT: ROC analyses without and with localization. Radiology 237(2): 684-690, 2005

8) Suzuki K, Doi K: How can a massive training artificial neural network (MTANN) be trained with a small number of cases in the distinction between nodules and vessels in thoracic CT?, Acad. Radiol 12(10): 1333-1341, 2005

9) Lostumbo A, Suzuki K, Dachman AH: Flat lesions in CT colonography, Abdom. Imaging 35(5): 578-583, 2010

10) Ferraro F et al: A spinning tangent based CAD system for detection of flat lesions in CT colonography, Proc. IEEE International Symposium on Biomedical Imaging (IEEE ISBI), Chicago, IL, IEEE, 156-159, 2011

11) Shelhamer E et al: Fully Convolutional Networks for Semantic Segmentation, IEEE Trans Pattern Anal Mach Intell, 39 (4): 640-651, 2017

12) Suzuki K et al: Extraction of left ventricular contours from left ventriculograms by means of a neural edge detector, IEEE Trans. Med. Imaging 23 (3): 330-339, 2004

13) Suzuki K et al: Suppression of the contrast of ribs in chest radiographs by means of massive training artificial neural network, Proc. SPIE Medical Imaging (SPIE MI), San Diego, CA, 1109-1119, 2004

14) Suzuki K et al: Image-processing technique for suppressing ribs in chest radiographs by means of massive training artificial neural network (MTANN), IEEE Trans. Med. Imaging 25 (4): 406-416, 2006

15) Chen S et al: Enhancement of chest radiographs obtained in the intensive care unit through bone suppression and consistent processing, Phys. Med Biol 61 (6): 2283-2301, 2016

16) Chen S et al: Separation of bones from chest radiographs by means of anatomically specific multiple massive-training ANNs combined with total variation minimization smoothing, IEEE Trans. Med. Imaging 33 (2): 246-257, 2014

17) Chen S et al: Computerized detection of lung nodules by means of "virtual dual-energy" radiography, IEEE Trans. Biomed. Eng 60 (2): 369-378, 2013

18) Ronneberger O et al: U-net: Convolutional networks for biomedical image segmentation, International Conference on Medical image computing and computer-assisted intervention (MICCAI) 234-241, 2015

19) Suzuki K et al: Neural Network Convolution (NNC) for Converting Ultra-Low-Dose to "Virtual" High-Dose CT Images, International Workshop on Machine Learning in Medical Imaging (MLMI) 334-343: 2017

20) Chen H et al: Low-dose CT with a residual encoder-decoder convolutional neural network. IEEE transactions on medical imaging 36 (12): 2524-2535, 2017

21) Suzuki K: Supervised machine learning technique for reduction of radiation dose in computed tomography imaging. United States Patent, 2012

22) Suzuki K et al: Image modification and detection using massive training artificial neural networks (MTANN), United States Patent, 2003

Dual Energy CT

- CTにおける機械学習・RadiomicsとTexture解析について／中浦　猛 ………………… 52
- 構造的心疾患診療に求められる心臓CT画像／森　俊平………………………………… 58
- 臨床病院におけるDual Energy CTの活用／三木徹生 …………………………………… 64
- 頭頸部・胸部領域でのDual Energy CTの活用／内匠浩二 ほか……………………… 70
- Dual Energy CTの初期臨床経験〜胸部領域を中心に〜／西原礼介 ほか ……………… 76
- 救命救急センターでのDual Energy CTの活用
  −2層検出器スペクトラルCTによる外傷症例の使用経験−／中村賢二 ほか…………… 81
- オートプシー・イメージング（Ai）用Dual Energy CT使用の初期経験／高橋直也 ほか… 85
- Dual Energy CTにおける造影剤使用方法の変化／三好利治 ………………………… 90

Dual Energy CT

CTにおける機械学習・RadiomicsとTexture解析について

中浦　猛
熊本大学 医学部 画像診断解析学

● はじめに

　現在、放射線関連の雑誌では機械学習、Radiomics、Texture解析などの論文が多数掲載されているが、これらの論文は従来の論文と比較して前提知識がないと理解困難なものが多く、数年前の筆者も含めて大部分の臨床医にとってはとっつきにくいものと思われる。本特集では専門家ではない筆者がRadiomics、機械学習、Texture解析などを学習したときに躓いた経験を交えて、できるだけ優しく解説することを目標とする。

● Radiomics, Radiogenomicsとは

　もともと-omicsとは「すべて・完全」などを意味する接尾辞(ome)に「学問」を意味する接尾辞(ics)を合成した言葉であり、さまざまな多量の情報を系統的に扱う科学を意味している。この-omicsが最初に使われたのはGenomicsであり、遺伝子配列をすべて解明することと遺伝子情報の関連をさまざまな側面から比較することから始まっている。医療分野ではがん細胞のゲノムに存在する遺伝子変異を調べることで個別化治療を提供するような研究は日常臨床に応用されている。これに対してRadiomicsは放射線画像を何らかの手法で変換・抽出して多数の数値データに変換し、それを病理診断や分子・遺伝子情報、予後予測などと結びつけようとする試みである[1,2]。また、RadiogenomicsとはRadiomicsとGenomicsを統合したものであり、がんにみられる多数の遺伝子変異に関連する放射線学的な特徴の検出が主な研究内容である。現時点では特に腫瘍の不均一性(heterogeneity)を定量的に評価することが非常に有効なことが報告されている。

　ただ、従来から腫瘍の大きさ・信号・辺縁性状・内部性状などの情報から腫瘍を鑑別したり予後を予測したりするような研究は行われており、これらの研究とRadiomicsとはなにが違うのか疑問に思われる方も多いかもしれない。これらの研究で画像より情報を取り出す手法は臨床医がCT値やMRI信号値を計測したり、視覚的に評価したりする単純な手法であった。そのため、対象となるのはごく少量の特徴量であり研究手法としても単純な統計で十分な場合が多かった。それに対してRadiomicsは文字どおり画像に含まれる情報をすべて取り出して解析するという意味が含まれており、従来の手法と比較すると情報量が多く、より正確な診断や予後予測、治療効果予測などができる可能性が高い。しかし、Radiomicsではさまざまな数学的な手法により大量のデータが画像より抽出されることから、いわゆる「次元の呪い」により通常の統計手法ではうまく解析できない場合が多いため、臨床医にとって馴染みの薄い検討方法が使用される場合が多い。

　Radiomicsは非常に素晴らしい成果があり、将来性も期待されているが、抄読会などでは難解という理由でむしろ敬遠される場合も多いようである。しかし、Radiomics関連の論文を理解する難

しさは「画像からデータを抽出する手法」と「抽出されたデータを解析する手法」が臨床医にとって馴染みが薄いだけと個人的には思っている。以下の項ではこれらの手法の代表的なものについて解説する。

● CT値（信号値）・ヒストグラム・テクスチャについて

従来から副腎腫瘍腺腫などでCT値による鑑別は広く行われており、これは副腎腫瘍におけるCT値の計測は副腎腫瘍が脂肪を含む場合が多いという病理学的な裏付けによる。しかし、腫瘍全体が純粋な脂肪で形成されているわけではないため、実際には腫瘍内のほかの成分との平均を計測している。そのため、脂肪成分が比較的少ない腫瘍は平均CT値ではほかの腫瘍と鑑別が困難になる。

この問題を解決するのがヒストグラム解析である。図1に平均CT値が20でばらつきの異なる2つのregion of interest（ROI）のhistogramの例を示す。ROIのCT値のばらつきが小さい場合は負のCT値がほとんどないが、ばらつきが大きいROIは負のCT値をかなりの割合で含んでいる。この場合は脂肪を含む可能性が高いことが示唆される。副腎腺腫の平均CT値による鑑別はcut-offを10HUに設定した場合はsensitivity 68％、specificity 100％であったが、ヒストグラム解析でCT値が0HU未満の割合が10％を超える場合をcut-offに設定した場合はsensitivity 88％、specificity 100％であり、ヒストグラム解析の有用性が報告されている[3]。また、悪性腫瘍の中にはgliomaなど腫瘍の一部の性質が非常に重要なものがあり、MRIでの報告ではあるものの平均ADC値よりも最低ADC値がgliomaの悪性度の評価に有用であることも報告されている[4]。また、最低値や最高値はアーチファクトを含む場合もあるため、10パーセンタイルや90パーセンタイルが腫瘍の鑑別に有効との報告もある。そのほかにもヒストグラム解析には尖度、歪度、エントロピーなどの指標があり、腫瘍の内の不均一を反映した評価が可能である。しかし、histogramはあくまでROI内のCT値の分布であり、位置情報を含んでいない。そのため、図2は非常に極端な例

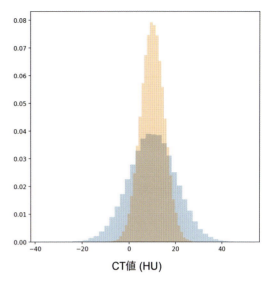

図1 平均値が同じで異なるhistogramの例
平均CT値は10であり、平均値からこの2つのROIを鑑別することはできない。しかし、分布が異なるため、Histogram解析では鑑別することが可能。

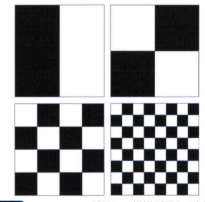

図2 Histogramが同じで模様が異なる例
これら4つの模様は視覚的にはまったく異なるものの、histogramでは白：黒＝1：1ですべて同等である。

であるが、このような白：黒＝1：1の分布であってもさまざまなパターンが考えられる。

これのhistogramの欠点を克服しているのがTexture解析である。Textureとは元々は布地の織目模様を意味する言葉であるが、画像診断に応用される場合は粗さや滑らかさ、周期性などをさまざまな手法で数値化する手法を指すことが多い。Texture解析には①構造的解析法、②統計的解析法、③モデルベースの解析法、④変換ベースの解析法など多数の方法があるが、いずれの手法もhistogram解析では判別困難な図2のような全体

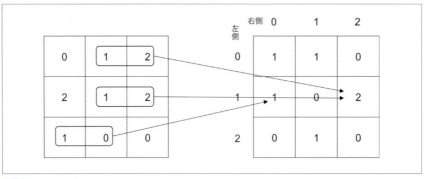

図3 GLCM (Gray-Level Co-Occurrence Matrix) の計算例

3×3の図のX方向のGLCM計算のシェーマ。隣り合った数値ペアをカウントすることによって行列(GLCM)を作成する。

としては同じ色の分布でも、画像の模様を数値化することによって差別化することが可能である。

図3に医用画像に最も広く使用されているTexture解析であるグレーレベルの同時生起行列（GLCM：Gray-Level Co-Occurrence Matrix）の変換方法を示す[5]。GLCMは特定の値をもち特定の空間関係にあるピクセルのペアがイメージ内で発生する頻度を計算して行列（GLCM）を作成して、この行列の統計情報からイメージのTextureの特徴を各種の数値データとして抽出する。図は横方向のペアを使用したGLCMであり、横方向に近接したピクセルの数値のペアを数えることによって行列を作成している。図3の例では(1, 0)のペアは1組しかないため、同部の行列は1になり、(1, 2)のペアは2組認められるため、同部の行列は2になる。

図4a、bにともに信号値が正規分布である2つの異なった画像をしめす。これらの2つの画像はPythonをつかって正規分布の配列を作り、ランダムに並べたものと信号順に整列したものであり、人間の目ではまったく異なった画像に見える。しかし、2つの画像のヒストグラムは図4c、dのように当然ながらまったく同一であり、histogram解析で用いられる平均値、標準偏差、尖度、歪度などはすべて同じ数値となり、2つの画像を分類することは不可能である。それに対してこれらの画像の隣り合ったピクセルの信号値をX, Y軸にプロットした場合は図4e、fのようになり、2つの画像はまったく異なった散布図になり、2つの図のGLCMがまったく異なったものになることを意味している。そのため、GLCMによるTexture解析で用いられるentropyなどの数値では2つの図はまったく異なった数値になり、2つの画像を鑑別することが可能である。

このGLCMのほかにも多数のTexture解析の手法があり、ソフトによっては数百の数値データを出力するようなものもある。このような多数のTextureデータが実際にどこまで有効で再現性があるかどうかについては議論があるものの、少なくとも従来の統計手法で扱うのは困難な場合が多く、機械学習が用いられている場合が多い。

機械学習について

機械学習の定義は書籍によって微妙に異なっているものの、人間が行っている学習能力と同様の機能をコンピュータで実現するプログラムである。通常のプログラムでは定型的な処理をプログラマーがあらかじめ記述しておくことにより、プログラムはさまざまな処理を行う。それに対して機械学習においては特定の処理をプログラマーが記述する代わりに、データより学ぶ方法を記述する。これによって機械学習はサンプルデータから学習し、そこに潜むパターン（アルゴリズム）をコンピュータが見つけ出し、新たなデータにあてはめることで分析・予測する。機械学習の種類は大雑把には教師あり学習、教師なし学習があるもののほとんどの論文では教師あり学習が用いられているため、教師あり学習を解説する。

教師あり学習には答え（ラベル）を与えられた

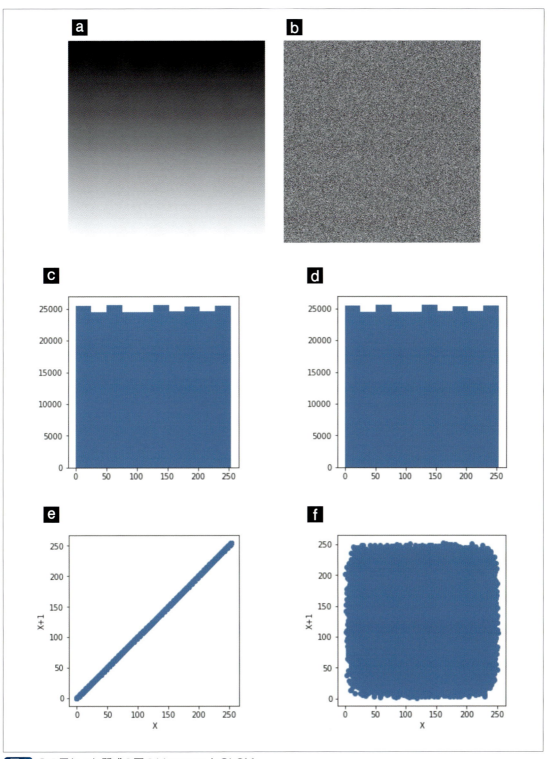

図4 2の異なった質感の図のhistgramとGLCM

a：Gradient pattern　　　　　　b：Random pattern
c：Gradient pattern（histogram）　d：Random pattern（histogram）
e：Gradient pattern（GLCM）　　f：Random pattern（GLCM）

a、bにともに信号値が一様分布である2つの異なった画像を示す。これらの2つの画像はPythonを使って一様分布の配列を作り、ランダムに並べたものと信号順に整列したものであり、人間の目ではまったく異なった画像に見える。

情報（特徴量）から予測する手法であり、分類問題と回帰問題に分けられる。分類問題は先程の良性、悪性の鑑別など不連続なデータを予測する場合に用いられる手法であり、回帰問題は造影効果など連続したデータを予測する手法である。Texture解析を用いたRadiomicsではTextureを特徴量として、診断や遺伝情報などをラベルとして機械学習が行われる場合が多い。ここで用いられる機械学習の名前などが臨床医にとってはわかりにくいが種類としては下記のようなものがある。

- 重回帰・ロジスティック回帰

統計でもよく用いられる手法であり、特徴量に重みを付けて足し算をしたもの。理解しやすいが、Texture解析のような多量の特徴量を扱うのは困難である。

- 最近傍法 (Nearest neighbor)

テストデータに一番近い学習データのラベルを採用するもの。こちらも単純で理解しやすいがノイズに影響されやすい。

- 決定木 (Decision tree)

学習ラベルより単純な条件を多数作成しておき、それにしたがって分類する。複数の特徴量の条件を組み合わせるのはできない（空間を斜めに切れない）ため、精度はそれほど高くない。この欠点を補うためにRandom Forest, XGBoostなどでは集団学習という一種の多数決を行っている。これらの機械学習では特徴量の重要度が計算できるメリットがあるため、最近はこれらを用いている論文が多い。

- サポートベクトルマシン
  (Support Vector Machine)

マージン（余白）を最大にするように分類する。カーネルトリックという手法で高次元に投影している。性能がよく、汎化能力も高い。こちらも使用している論文が多い。

- ニューラルネットワーク (Neural network)

これまでの手法と異なり人間の脳神経回路を真似することによって問題を解決しようというもの。1つ1つのニューロンのモデル化は重回帰＋活性化関数で、これを複数並べたり積み上げたりして全体を構築する。最近ではDeep Learningに用いられている。

これらの機械学習はアルゴリズムこそ違うものの、予測する対象はほとんど共通しており、内容はそれほど難しいものではないと思われる。筆者はむしろderivation群（モデル構築群、学習群）とvalidation群（テスト群、検証群）の分離、cross-validationによる検討などは従来の統計で行われることはほとんどなかったため、臨床医に理解しにくい可能性があると思っている。

そもそも機械学習に対するよくある誤解として、「機械は学習した事柄にないものについては答えがわからない」というものがある。機械学習とコンピュータによるデータの記録（丸暗記）は似ているようでまったく内容が異なる。丸暗記では未知のデータの場合は対処できないが、機械学習では未知のデータを予測するようなパターンを過去のデータから学んでおり、新たなデータをそれらにしたがって類推するのを目標としている。これは試験勉強にたとえると、過去問を丸暗記するか、過去問に潜むパターンを記憶するかの違いである。実は過去のデータを正しく予想するだけであれば単に関係を記録するのが最も正答率が高くなり、ニューラルネットワークをデータの割に複雑にするなどすれば簡単にこのような状態を作り出すことができる。しかし、この状態では図5のように新しい問題に対処することは難しく、丸暗記でない適切な学習が必要である。

この2つの違いを客観的に評価するには学習に使用したderivation群とは別に検証用にvalidation群を別に用意すればよい。もしも機械学習が丸暗記状態-過学習になっていればderivation群での成績は良くてもvalidation群では成績が悪い可能性が高いが、適切な学習が行われていればそのモデルはvalidation群でも有効なはずである。症例数が限られている場合など、別にvalidation群を用意できない場合は症例の一部で学習し、図6のように一部で検証することを繰り返すcross-validationが行われる場合もある。Cross-validationでは学習や検証にすべての症例を用いることができ、比較的少ない症例でも検討が可能である。

Deep Learningはこの機械学習の一種であるニューラルネットワークを発展させたもので特徴量を自動で画像より抽出することも可能であるが、紙面の都合で割愛する。

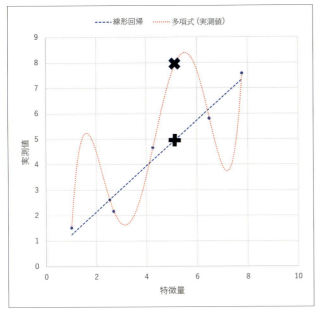

図5 過学習（丸暗記）とパターンを学習した例

図の多項式（表現力が高く過学習-丸暗記しやすい）は学習に使用したデータでは正確な予測ができているものの、新しいデータ（×）では正しい予測ができている可能性は低い。それに対して線形回帰では新しいデータ（＋）でも比較的誤差の少ない予測ができている可能性が高い。

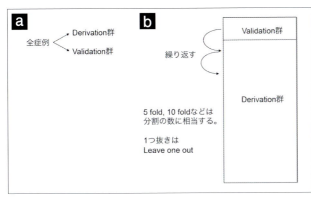

図6 過学習を考慮した評価方法

a：Derivation & Validation群
b：Cross-validation

aは一般的に行われる方法であり、Derivation群とは別に検証用にvalidation群を用意すれば、過学習であるかどうかが評価できる。bは十分な症例数が確保できない場合に多く使われる方法である。分割を多くすると学習に使える症例が増えるものの、過学習の影響が排除できない欠点がある。

● おわりに

近年、注目されているRadiomics、Texture解析、機械学習などについて論文を読むときの前提知識を中心に説明した。機械学習は数値データであれば何でも学習に用いることができるため、将来的には画像に限らずさまざまなデータを統合して医療に応用する試みも行われているが、画像はその時も中心的な役割を果たしていると思われ、一般放射線科医の活躍が期待されていると思われる。本稿がすこしでもその助けになれば幸いである。

参考文献

1) Gillies RJ et al: Radiomics: Images Are More than Pictures, They Are Data. Radiology 278(2): 563-577, 2016

2) Lee G et al: Radiomics and its emerging role in lung cancer research, imaging biomarkers and clinical management: State of the art. European journal of radiology 86: 297-307, 2017

3) Ho LM et al: Lipid-poor adenomas on unenhanced CT: does histogram analysis increase sensitivity compared with a mean attenuation threshold? AJR Am J Roentgenol 191(1): 234-238, 2008

4) Murakami R et al: Malignant supratentorial astrocytoma treated with postoperative radiation therapy: prognostic value of pretreatment quantitative diffusion-weighted MR imaging. Radiology 243(2): 493-499, 2007

5) Haralick RM et al: Textural Features for Image Classification. IEEE Transactions on Systems, Man, and Cybernetics SMC-3(6): 610-621, 1973

Dual Energy CT

構造的心疾患診療に求められる心臓CT画像

森　俊平
神戸大学大学院 医学研究科 内科学講座 循環器内科学分野

● はじめに

　心房中隔欠損症や重症大動脈弁狭窄症に対する経カテーテル治療に代表されるように、成人先天性心疾患・構造的心疾患に対する診療は急速な拡大を見せている。低侵襲的治療が続々と導入され、一般化していく時流のなか、同じく急速に発展を遂げている画像診断技術が期待される役割は非常に大きい。

　構造的心疾患診療の鍵となるのは、文字どおり"構造"の理解である。あまねく侵襲的手技ならびに治療においては、個々の症例における3次元解剖の正確な理解が、合併症の回避ならびに手技成功を担保する。ハートチームの一員として、心臓画像にかかわる循環器内科医、放射線科医、放射線技師は、基本となる"構造"を真摯に再訪する必要があるだろう。すでに剖検心解剖や、2次元放射線解剖に基づく"構造"の理解だけでは物足りないレベルで、日常臨床診療は行われている。

　心臓CT領域の進歩は著しく、循環器内科領域でも、生体の3次元画像を日常的に臨床に還元することが求められる時代が来ている。本稿では主に心房中隔欠損症の生体心解剖に焦点を当てて、構造的心疾患診療における心臓CT画像の実際を、循環器内科医の立場から提示したい。

● 構造的心疾患に対する心臓CT検査撮像法

　通常の心臓CT検査は左心系や、冠動脈の描出に焦点を当てて撮像されることが多い。造影剤を減らす努力をするほどに、右心系は十分に造影されない。しかし、心房中隔欠損孔を含むシャント性心疾患では、欠損孔周辺の構造解剖を理解するために、すべての心腔の均一かつ十分な造影が必要である。かつ、その目的のために、造影剤投与量や被ばく量をいたずらに増やさない工夫も求められる。従来右心系を均一に造影するためには、生食で希釈した造影剤の追加注入が行われてきた（図1）。この方法では概ね総量50〜70 mLの造影剤、10〜15 mSvの被ばくが不可避であった。現在、低電圧管球を備えたdual source CTの登場に伴い、図1に例示するようなさまざまな撮像方法論を用いて、造影剤量や被ばく量を低減しつつ、目的とする均一な右心系の造影が得られるようになった。これを可能とする上で最も重要なことは、循環器内科と放射線科の忌憚のないコミュニケーションである[1]。検査前に個々の症例の背景や血行動態を掌握共有し、何を見たいか、どんな3次元画像を再構成したいのか、お互いに理解することが重要である。そのコミュニケーションを経て、図1に示すような複数の方法論から、症例ごとに適切な方法を選択する。

● 3次元画像再構成方法

　いかなる3次元画像も、旧来のaxial画像の正確緻密な読影が基本である。2次元画像で読めなかったものが、3次元画像にしたらたまたま見えたと

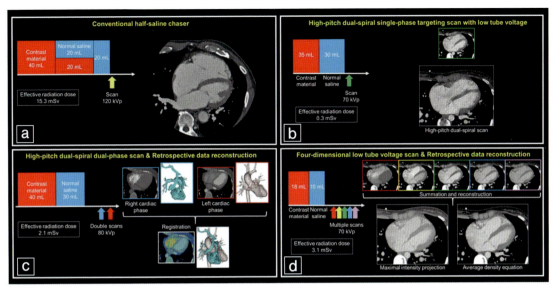

図1 構造的心疾患に対する各種心臓CT検査撮像法

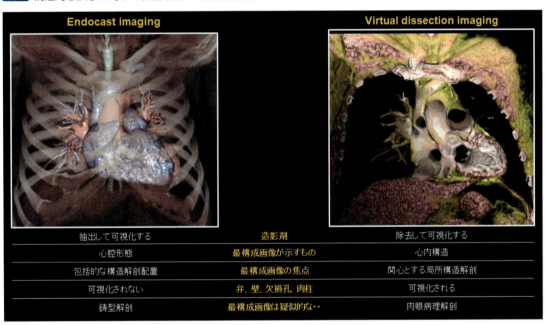

図2 Endocast imagingとVirtual dissection imagingの比較

しても、そこに再現性は期待できない。Windowの調整次第で、volume rendering画像はいかようにも変化する。3次元画像と2次元画像を見比べながら、虚像とはいえ実像に近い3次元画像を再構成する。

いわゆる循環器内科領域で語られるvolume rendering画像の多くは造影剤を抽出して画像化するものである。旧来の剖検心解剖で作成されるendocast/die-cast modelと等しい方法論で、そ れは造影剤で満たされた心腔を画像化している（図2）。心房細動のカテーテルアブレーション治療でも、このようにして得られた左心房の鋳型であるvolume rendering画像が汎用されている。先天性心疾患診療において、個々の心腔の空間的配置や3次元的関係を理解するのには最良の再構成方法である。しかし一方で、欠損孔や、弁、壁、肉柱の評価には向かない。いかなる心疾患であれ、治療の対象となるのは実体のない腔ではなく、実

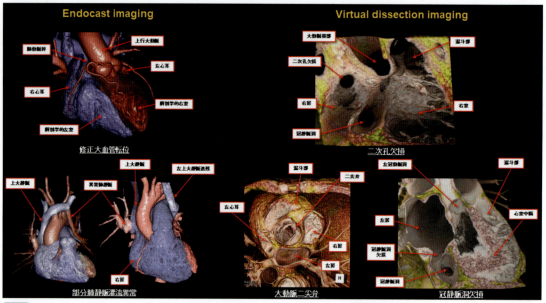

図3 Endocast imagingとVirtual dissection imagingを用いた再構成画像例

体をもつ壁であることを考慮すると、同じvolume rendering画像でも、造影剤を除去した画像を再構成することが重要となる。肉眼病理解剖を模したこの画像を、われわれはvirtual dissection画像と呼び、病態や臨床医の要請に応じて、それぞれ適切な再構成方法を選択している（図3）。Endocast画像とは表裏一体、造影剤のCT値領域を可視化するかしないかだけの違いである。それ以外にも、輪郭のみを抽出するshell画像や、multi-planar reconstruction画像と組み合わせた2次元半画像などの各種方法論を駆使して[2]、得られた単一のvolume dataから、実臨床に返す画像の再構成を行う（図4）。

● 心房中隔欠損の生体心解剖評価

心房中隔欠損症は、成人先天性心疾患の中で、最も頻度が高い疾患である。本邦でも閉鎖栓を用いたカテーテル治療が施行されるようになり、循環器内科医が果たす役割は急速に拡大している。多様性に富む欠損孔の形態や配置、短絡血流の周術期評価には経食道心エコー図検査がgold standardである。経食道心エコー図画像理解の前提は、心房中隔の構造解剖を含め、周辺生体心解剖の正確な把握である。しかし、右心房内側壁、卵円窩周囲には重要な解剖学的構造物が集結しており、それらの3次元的配置は多様かつ個体差も大きい。さらに、経食道心エコー図検査にはreal-time、on-site、優れた時間分解能などの利点がある一方、field-of-viewや、空間分解能を含めた画質に限界があり、また描出画像は術者の経験や生体心解剖理解に依存する。したがって、時として経食道心エコー図検査では評価困難な症例が存在する。心臓CT検査は経食道エコー図検査と相補的な役割を担う。当然 real-time、on-site、動的評価、血流評価という点において経食道エコー図検査に匹敵するものではないが、広いfield-of-viewや優れた空間分解能という利点を有する。描出画像は、同様に撮像者ならびに再構成者の経験、生体心解剖理解に依存するが、質の高いCTデータが得られれば、心房中隔欠損の生体3次元心解剖を、周辺構造とともに非常にわかりやすく提示することが可能である[3]。

● 心房中隔の構造解剖

図5左に卵円窩を取り囲む構造解剖を提示する。2次孔欠損の症例である。卵円窩、2次孔欠損、冠静脈洞入口部、膜性中隔ならびにそれらの3次元的配置が良好に観察される。心筋の透過性を上げることで（図5右）、卵円窩の床を構成する1次中隔が、前、上、後、下心房間溝、下部錐体組

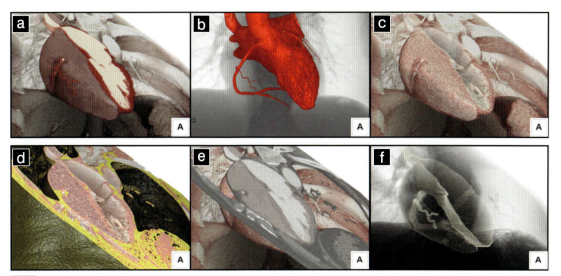

図4 単一volume dataから再構成される各種volume rendering画像例

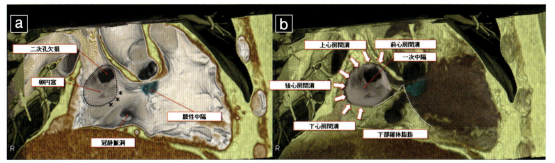

図5 卵円窩を取り囲む心臓構造解剖

＊はantero-inferior muscular buttressを示す。

　織と呼ばれる線維脂肪組織に取り囲まれていることが理解される。

　1次中隔の前下縁はantero-inferior muscular buttressと呼ばれ、下部椎体組織越しに1次中隔を基部側筋性心室中隔に連結する筋性構造である。解剖学的に真の中隔とは、"心外に出ることなく除去できる衝立様の心内構造物"と定義されるが、いわゆる心房中隔において、これを満たすのは卵円窩の床を構成する1次中隔と、このantero-inferior muscular buttressのみであり、それ以外はすべて"襞"または"溝"に相当する構造であり、真の中隔ではない[3]。したがって、1次中隔ならびにantero-inferior muscular buttressに存在する欠損孔のみが、真の心房中隔欠損であり、それ以外は厳密な意味で心房"中隔"欠損ではない。それゆえ、実は旧来の心房中隔欠損は、総じて心房間交通と呼ぶのが正しい[4]。このような認識は、2次孔欠損に対する閉鎖栓留置のみならず、1次中隔穿刺や、いわゆる低位心房"中隔"ペーシングの安全性、有効性を考える上で重要となる[3]。図6に心房間交通の分類を示す。このような図は巷に非常にありふれたものであるが、重要なことは、①、②以外は心房中隔欠損ではないという理解である。図5に示したとおり、③、④、⑤の位置に存在するものは中隔ではなく、心房間溝や下部椎体組織から成る心房間または房室間に介在する線維脂肪組織である。それらが欠損しているような構造異常がある場合にのみ、③、④、⑤は心房間交通として成立しうる。したがって、厳密な意味では、このような正常構造の上に、①、②以外の心房間交通の位置を図示することは、あたかもそれらの介在組織越しに交通が成立するような誤解を与えるリスクがある。

● 刺激伝導系の構造解剖

　右心房内側壁、卵円窩周囲には重要な解剖学的構造物が集結している（図7）。その多くは不整脈専門医には見慣れたものである。心房中隔欠損症のカテーテル治療にかかわるインターベンション医や経食道エコー図検査担当医も、また心臓画像を扱う放射線科医も、これらの構造解剖を理解する必要があるだろう。特筆すべきは、いわゆるmid-paraseptal areaであり、それは、Todaro腱、冠静脈洞入口部、三尖弁輪に境界され、Kochの三角と呼ばれている。ここには房室結節、速伝導路、遅伝導路、中心線維体（膜性中隔＋右線維三角）などが図7のように配置しており、刺激伝導系障害に対する危惧から、原則的に不可侵領域である[5]。1次中隔とKochの三角の近接性は図7に示されたとおりであり、閉鎖栓留置をした症例の一部で、房室伝導障害が生じ得る理由を説明している。欠損孔と、これら最重要構造物の位置関係は、症例ごとに評価されるべきであるが、現時点でvirtual dissection画像を用いた3次元再構成をしなければ、その立体的位置関係を推し測ることはきわめて困難である。複雑な人体解剖を理解する上で有用なこれらの3次元CT画像は医学教育にも使用されている[6]。

● おわりに

　心房中隔欠損症に焦点を当て、循環器内科領域における心臓CT画像の実際を提示した。心臓CT検査は、経食道エコー図検査で欠損孔の形態や部位が判然としない場合や、周辺構造との3次元的位置関係が不明瞭な場合、閉鎖栓の適応に確信がもてない場合に、代替手段として有用な選択肢である。また術後の閉鎖栓の留置形態や合併症評価にも有用である。図8に閉鎖栓留置術後症例を示す。閉鎖栓が前心房間溝ごと無冠動脈洞を挟みこんでいる3次元形態が理解されるだろう。

　二管球CTの登場、低管電圧化、スキャンの高速化、多列化等の進歩により心臓CT検査の適応は広がり、先天性心疾患・構造的心疾患の患者もその例に漏れないだろう。少ない造影剤、被ばく量で、提示したような質の高い3次元画像が得られるようになった。しかし、心臓CT検査は無侵

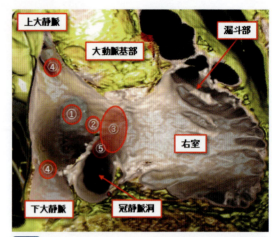

図6 Virtual dissection画像を用いた心房間交通の分類

①二次孔欠損、②前庭部欠損、③房室中隔欠損、
④静脈洞欠損、⑤冠静脈洞欠損
正常構造の心臓では、①、②のみが心房中隔であり、③、④、⑤の部位に存在するのは心房間または房室間に介在する線維脂肪組織である。したがって、厳密には、このような正常構造の上に、③、④、⑤の位置を図示することは、あたかもそれらの線維脂肪組織越しに心房間交通が成立するかのような誤解を与えるリスクがあるので好ましくない。介在組織が欠損する構造異常でのみ、③、④、⑤は成立するが、その構造異常は、このような単一の図では表現することができない。

襲ではない。重要なことは、適正な造影剤量と被ばく量で最高の3次元画像を提供する姿勢、侵襲を伴う検査であるからには最大限有用な情報を得て臨床に還元する姿勢である。さらに、そのための心臓CT検査が正当化されるかどうかの批判的自己検証も重要である。機器の進歩により、いかに単回検査の被ばく量や造影剤使用量が減ろうとも、胸部累積被ばく量や累積造影剤使用量を適正化・正当化する視点を忘れてはならない。心エコー図検査や心臓MRI検査で十分得られる情報であれば、そちらを優先すべきである。複雑な血行動態を呈する構造的心疾患症例で、適正化された被ばく量と造影剤量で、臨床判断の鍵となる美しく正確な3次元心臓CT画像を提供できることのやりがいや喜びは大きい。

謝辞
神戸大学医学部附属病院 三次元画像ラボ・心臓血管画像グループ：根宜典行氏、香川清澄氏、谷和紀子氏、末廣瑛里奈氏、前林知樹氏、下山真介氏、渡邉慶明氏（現国立循環器病研究センター 放射線科）、西井達矢氏（同）、河野淳氏（同）、伊澤有氏、鳥羽敬義氏、津田大輔氏、鄧皓之氏、

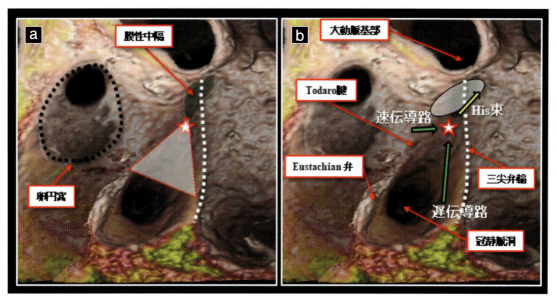

図7 卵円窩周囲の重要な解剖学的構造物ならびに房室伝導路
☆は房室結節を示す。

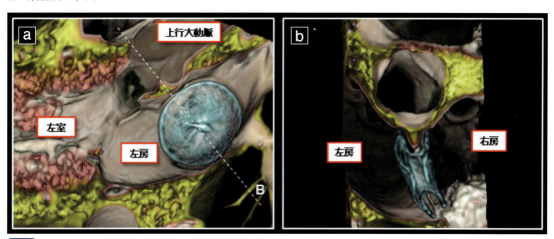

図8 二次孔欠損症例に対する閉鎖栓留置術後の心臓CT画像

ならびに研究の機会を与えていただいた平田健一教授に心から感謝の意を表する。

著者のCOI（conflict of interest）開示：本論文発表内容に関連して特に申告なし

参照文献

1) Mori S et al: Clinical structural anatomy of the inferior pyramidal space reconstructed from the living heart: Three-dimensional visualization using multidetector-row computed tomography. Clin Anat 28: 878-887, 2015

2) Mori S et al: Revisiting the Anatomy of the Living Heart. Circ J 80: 24-33, 2016

3) Mori S et al: Clinical cardiac structural anatomy reconstructed within the cardiac contour using multidetector-row computed tomography: Atrial septum and ventricular septum. Clin Anat 29: 342-352, 2016

4) Jensen B et al: Development of the atrial septum in relation to postnatal anatomy and interatrial communications. Heart 103: 456-462, 2017

5) Mori S et al: Clinical Structural Anatomy of the Inferior Pyramidal Space Reconstructed Within the Cardiac Contour Using Multidetector-Row Computed Tomography. J Cardiovasc Electrophysiol 26: 705-712, 2015

6) 循環器診療に活かす 心臓血管解剖学, 国立循環器病研究センター病理部, メジカルビュー社, 東京都, 2-16, 2016

Dual Energy CT

臨床病院における
Dual Energy CTの活用

三木徹生
川内市医師会立市民病院 放射線科

● はじめに

　当院は、鹿児島市から約50km離れた、人口10万弱の薩摩川内市にある医師会立の施設で、済生会川内病院とともに同市の医療の中心を担っている224床の急性期の臨床病院である。また、近隣地域の整形疾患・脳神経疾患や急性冠動脈疾患の2次医療を集約する形で担い、さらに鹿児島県がん指定病院として、呼吸器・消化器中心にがん診療にも力を入れている。

　そういったなか、当院はGEヘルスケア・ジャパン社のRevolution CTを導入し、2017年10月よりDual energy GSI Xtreamが稼働している。今回は、dual energyが有用と考えられる領域について、当院の活用状況と課題について紹介する。

● 造影剤軽減

　近年、抗がん剤の質の向上に伴い、悪性腫瘍患者のfollow期間が長くなっている。悪性腫瘍患者の薬物使用の特徴として、①造影剤を繰り返し使う、②抗がん剤の長期投与を行う、③非ステロイド性消炎鎮痛剤の利用頻度が高い、④多剤併用である、といった腎への悪影響があり、その負担を少しでも減らせないかという観点から、dual energyを活用し造影剤の減量を試みている。

　具体的には、これまで当院の悪性腫瘍患者のfollow up CTはヨード濃度300mg/mLの造影剤を基本として使用してきたが、dual energy導入後は造影剤の注入速度・量はそのままにして、240mg/mLの薄いものを主に使用している。これでヨード量を2割減量することができる。撮影は早期相（造影剤注入開始後40秒後）と後期相（同100秒後）の2相だが、画像は視覚的に早期相は70keV・門脈相は65keVのものを使っている。

　このヨード2割減量の是非を評価するために、悪性腫瘍のfollow up中の症例で、Revolution CT導入後、一度は造影剤300mg/mLを用いてsingle energyで撮影し、その後のfollowで造影剤240mg/mLを用いてdual energyで撮影した12症例を対象に、dual energyの50/55/60/65/70/75/80keVすべての画像で、早期相の動脈、後期相の門脈・肝実質のCT値を測定し、single energy画像と同等のCT値・造影効果を有するdual energy画像のkeV値の同定を試みた。その結果、single energyの画像のCT値に最も近かったdual energy画像のkeV値は、早期相の動脈において平均69.2±5.3keV、後期相の肝実質が66.7±5.9keV・門脈が66.7±3.1keVと、われわれが視覚的に定めた早期相70keV・後期相65keVの画像と一致した（図1）。ただ、この結果には意外とバラツキがあり、今後それらの原因と対策を検討していく必要はあるが、この結果をもってCT値の上ではdual energyを活用し、ヨード量2割の減量は問題ないと言ってよさそうである。一方、画質の比較については図2に示すとおり、若干dual energy画像の方がざらつき感はあるが、診断には何ら問題ない画像と考えており、Zacharyら[1]の報告でも、

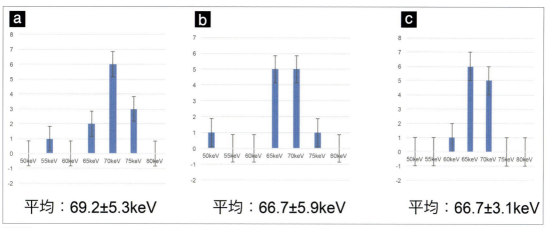

図1
a：早期相の動脈　　b：後期相の肝実質　　c：後期相の門脈
a〜cにおいて、Single energy画像のCT値と近い、Dual energy画像のkeVの症例数。

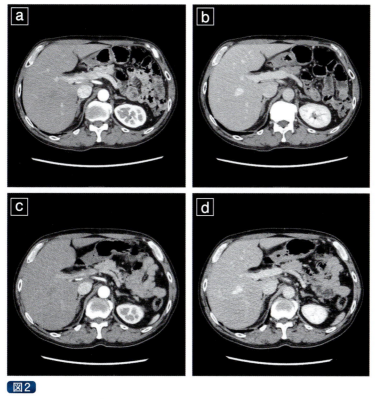

図2
a：Single energyの早期相
c：Dual energyの早期相70keV画像
b：Single energyの後期相
d：Dual energyの後期相65keV画像

画質に優位差はないことを述べている。
　そして、さらにどこまで造影剤を減らすことが可能かは、今後の課題である。Nagayamaら[2]は、造影剤50％減量しても、これまでのsingle energyで通常の造影剤量を投与したものと比較して、肝腫瘍の描出能は劣らないと報告している。

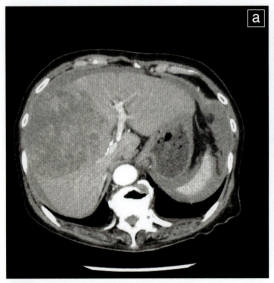 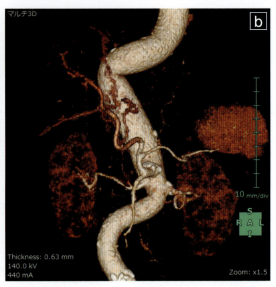

図3 80歳、女性の原発性肝がん破裂

体重58kg, Cr2.6mg/dLに対し、造影剤は240mL/mLを2.6mL/sec total55mL注入して作成したCT早期相(a)と、同画像で作成した3D画像(b)。主血管は55keV・末梢血管は45keVで作成し、それらを合成している。

図3はCr 2.6mg/dLと腎機能の悪い原発性肝がん破裂症例だが、CT後緊急的にTACEを行うことで、さらに造影剤を使うことも考え、造影剤は240mg/mLのものを2.6mL/secで計55mL注入に留めた。これまでの通常投与量の半分以下のヨード投与である。

当院ではTACE前には基本的に血管解剖を把握する上で動脈の3D画像を作成しているが、同症例では主血管は55keV・末梢は45keVで作った画像を重ね合わせて作成し、血管解剖を把握する上で十分な画像が得られている。

いずれにせよ、がん患者だけでなく、高齢者や腎障害を有した症例は臨床の現場では少なくなく、造影剤を減らすことは非常に重要な課題である。さらに、薄い造影剤・少ない造影剤を使用することは、医療経済上も有用で、今後さまざまな検討を期待したいと同時に、dual energyに適した剤型の造影剤の発売も待たれる。

● 骨折の診断

Dual energyを用いることで、骨折や骨挫傷に伴った骨髄浮腫を画像化することによって、これまでCTのみで診断困難だった病変が描出されるようになっている[3,4]。当院でも、椎骨の圧迫骨折が疑われる症例など、積極的に浮腫を画像化するWater(Calcium)画像を作成し、その後MRIを追加撮像すべきか等考える手段として利用するに至っている。図4の事例では、Th11に陳旧性の骨折が存在するほか、Water(Calcium)画像でTh9に新鮮骨折が疑われ、MRIで確認できている。

そのほか、膝の骨病変や恥骨、手関節などでも有用性が報告されており[3]、当院でも脛骨病変など有用であった事例を経験している。ただ、その診断能や実際の臨床利用法は、MRIとの対比等、まだまだ症例を重ねて確立されるべき領域であり、当院でも試行錯誤しながら症例を重ねているところである。

● 腹部の術前画像

当院で腹部領域疾患の術前画像を撮影する際には、現状造影剤はヨード濃度300mg/mL換算で体重×2mL投与を基本とし減量していない。理由は、術前のmapping画像をより良いものにするためと、悪性腫瘍などでは腫瘍描出をより明確にすることで十分な全身サーベイを得るためである。

そういったなか、当院では胆嚢動脈の描出に力を入れている。摘出予定の全症例で3D画像を作

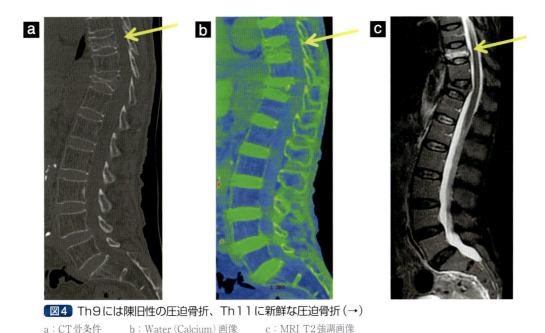

図4 Th9には陳旧性の圧迫骨折、Th11に新鮮な圧迫骨折（→）
a：CT骨条件　　b：Water (Calcium) 画像　　c：MRI T2強調画像

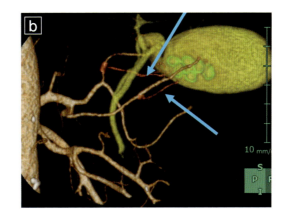

図5 胆のう動脈の3D画像
右肝動脈が総肝動脈から単独で分岐し、そこから1本の胆嚢動脈が分岐。もう1本は固有肝動脈からの分岐している。
a：前面画像
b：後面画像

成しているが、胆嚢動脈は血管造影上でも同定は70％前後といわれるなか[5]、Revolution CT導入後は全例で描出できている。摘出予定の疾患を有した胆嚢であるため、胆嚢動脈がやや発達しているのかもしれない。通常、keVが低いほど造影効果が強調される特性を利用し、主血管は55keV・末梢は45keVで作った画像を重ね合わせて作成している。

その中で、図5に示すような稀な血管解剖も経験している。右肝動脈が総肝動脈から単独で分岐し、そこから1本の胆嚢動脈が分岐し、もう1本は固有肝動脈からの分岐となっている。

ワークステーションの進歩も著しく、そちらに寄与する部分も大きいが、加えてdual energyで撮影することで低いkeVの画像を得られることができ、胆嚢動脈のような細い動脈であっても、頑張ればしっかり3D画像として描出できるということで、その後の外科手術において貴重な情報となっているはずである。

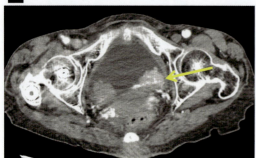
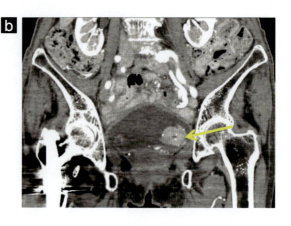

図6 膀胱がん
金属アーチファクト除去処理をしたCT。
a：水平断
b：冠状断

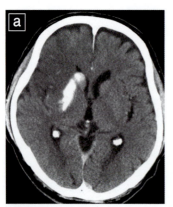
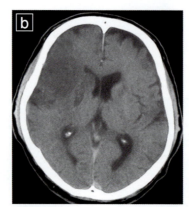
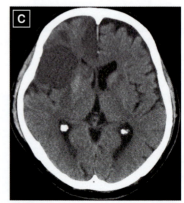

図7 右内頸動脈塞栓に対し、血栓除去直後のCT（a）とヨードを除去した画像（b）
右視床下部から被殻のhigh densityは血栓除去時の造影剤残存であることがわかる。翌日のCT（c）にて、出血がないことが確認できる。

● 金属アーチファクト対策

　金属アーチファクトは、keVを上げて軽減する方法とMAR（metal artifact reduction）という逐次近似的に補正するソフトを用いて軽減する方法の併用が可能である。金属の種類・内容により、その効果には差があり、それらの使い分けは必要で、現状では限界があるのも実情である。

　その中で、当院のような臨床病院では、大腿骨頸部骨折術後や脊椎疾患術後例は少なくなく、待ちに待った臨床上重要かつ必要な技術である。図6に提示するような骨盤内腫瘍の存在・深達度診断が可能になったことは非常に有意義なことである。また、現状当院ではCT診断を経験していないが、脊椎の手術後の膿瘍形成など、これまで金属アーチファクトによって、CTでの診断をあきらめていた領域に光が見えてきたともいえる。そしてステントやコイル挿入後の病変など、今後さまざまな領域で活用されるものと期待する。

● 成分分析診断

　Dual energyで撮影したデータを用いることによって、ヨードや脂肪などの各種密度値計測、実行原子番号解析等が可能になった。

　これまでは、時折IVR後のCTで、出血か造影剤が残っているのか悩ましい事例を経験していた。図7は、右内頸動脈塞栓症に対し血栓除去術を行った直後dual energyで撮影したところ、ヨードを除去した画像を作成することで出血を否定す

ることができた事例である。術後の合併症かどうかが確実に診断できるということは、その後の治療や予後に大きく寄与するはずである。

また、尿管結石の構成成分診断の有用性に関する報告もあるが[6]、当院でも21症例経験している（表）。現状はこれらの診断が正しいかどうかの証明には至っていないが、今後の検討によって診断能が確立され、治療法を決める上でも有用な情報になっていくことと期待される。

表　尿管結石のdual energy CTによる成分解析結果

Cystine		6
Struvite		1
CaOxMono		1
mixed	Cystine/CaOxMono	2
	Cystine/Struvite	5
	Brushite/CaOxMono	4
	Uric Acid/Struvite	1
	Cystine/CaOxMono/Brushite	1

さいごに

Dual energy CTは画期的な装置であることは言うまでもない。今回、現状われわれの臨床施設で活用しているものを紹介してきたが、その有用性を十分生かせる領域もあれば、まだまだ検討が加えられるべき領域があるのも事実である。

この度の企画をされた小林泰之先生、陣崎雅弘先生に感謝するとともに、今後ますますdual energy CTが臨床の場で活躍することを祈念する。

参考文献

1) Zachary EC et al: Abdominal rapid-kVp-switching dual-energy MDCT with reduced IV contrast compared to conventional MDCT with standard weight-based IV contrast: an intra-patient comparison. Abdominal Imaging 40(4): 852-858, 2015

2) Y Nagayama et al: Dual-layer DECT for multiphasic hepatic CT with 50 percent iodine load: a matched-pair comparison with a 120 kVp protocol. Eur Radiol 28(4): 1719-1730, 2018

3) Paul IM et al: Dual-energy CT for the musculoskeletal system. Radiology 281(3): 690-707, 2016

4) Chien-Kuo Wang et al: Bone marrow edema in verbral compression fractures: Detection with dual-energy CT. Radiology 269(2): 525-533, 2013

5) 平松京一：胆嚢動脈及び胆管系の動脈. 腹部血管のX線解剖図譜（平松京一），医学書院，東京，1982(, 85)

6) Paul S et al: In vivo identification of uric acid stones with dual-energy CT: diagnostic performance evaluation in patients. Abdominal Imaging 35: 629-635, 2010

Dual Energy CT

頭頸部・胸部領域での Dual Energy CTの活用

内匠浩二／袴田裕人／長野広明／福倉良彦／吉浦　敬
鹿児島大学大学院 医歯学総合研究科 放射線診断治療学

● はじめに

　新しいCT機器が広く普及し、臨床でdual energy CT画像を利用することが可能な施設が増えている。Dual energy CTでは、仮想単色X線画像を作成することでこれまでのCT画像と比較して明瞭な造影コントラスト画像を取得することが可能となった。また従来のCTの評価方法であるCT値の測定に加え、特定の物質密度や実効原子番号、電子密度など解析画像を用いた新しい定量的評価も可能となった。さらに近年では、2層検出器CTも臨床導入され、ますますdual energy画像の臨床活用が身近となっている。本稿では頭頸部・胸部領域におけるdual energyの臨床活用や診断能向上への期待とともに当院での2層検出器CTの運用に関して述べる。

● 頭頸部領域でのdual energy解析の有用性

1）病変の描出能改善

　頭頸部領域は解剖学的構造が複雑であり、腫瘍性病変の指摘やその進展を評価することは加療前の画像評価として非常に重要である。しかしながら、これまでのCTでは病変のコントラストが不十分で、正確な評価が困難である症例を経験する。Dual energy CTを用いると、仮想単色X線画像の低keV画像を作成することにより病変のコントラストが改善する（図1）ことが報告されており[1]、さらにヨード密度画像と組み合わせることで咽喉

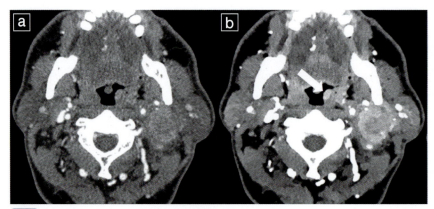

図1　50歳代、男性。左中咽頭がん症例
120kVpの通常画像（a）と比較して、仮想単色X線画像（40keV画像）（b）では、左口蓋扁桃の微小病変（矢印）が明瞭に描出されている。

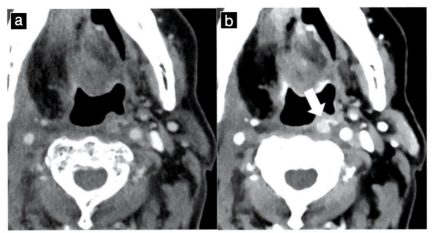

図2 40歳代、男性。中咽頭がん術後、リンパ節再発症例

120kVpの通常画像(a)と比較して、仮想単色X線画像(40keV画像)(b)では再発リンパ節病変(矢印)が明瞭に描出されている。
a：120kVp画像
b：仮想単色X線画像(40keV)

頭腫瘍性病変の軟骨浸潤の評価に有用であることも報告されている[2]。また頸部はリンパ節構造が多数存在する領域であるが、低keV画像ではリンパ節と周囲筋構造とのコントラストが向上し、リンパ節病変の指摘も容易になる。一方で、仮想単色X線画像の低keV画像は画像のノイズが上昇するために必ずしも良好な画質が得られないことが報告されているが[3]、近年ではノイズ低減処理の改良により最も低い40keVの画像でもノイズの上昇なしに高コントラストの画像が得られている[4]。さらに、頭頸部領域においては歯科金属からのアーチファクトによって診断が困難となる症例を経験する。金属アーチファクト低減のための再構成が可能なCT機器も増えているが、仮想単色X線画像の高keV画像と併用することで、さらなる金属アーチファクトの改善が期待される[5]。

2）リンパ節病変の質的評価

頭頸部扁平上皮がんの転移リンパ節と炎症性腫大リンパ節、正常リンパ節をdual energy CTを用いて比較した報告では、造影CTにけるリンパ節内のヨード密度が炎症性リンパ節腫大において最も高く、転移リンパ節が最も低いとされている[6]。しかし、甲状腺乳頭がんのように転移リンパ節の方が非転移リンパ節と比較してヨード密度が高くなる疾患もあり[7]、原発巣ごとにその解釈に注意

が必要である。また、日常診療では脳神経や胸部領域の評価目的の画像検査において、その撮像範囲内の頭頸部領域に偶発的にリンパ節病変が指摘されることも少なくない。近年臨床導入された2層検出器CTでは、すべての撮像において常にdual energy情報が得られるため、そのような偶発的に発見された病変に対しても追加撮像なくdual energy解析を行うことが可能である。

3）経過観察画像における病変評価

日常診療の多くを占める加療後の経過観察画像においてもdual energy CTの有用性が期待される。コントラストの得られ難い微小な病変やリンパ節再発病変、術後性変化に混在した断端再発病変などで、低keV画像を用いることでそのコントラストが向上し、再発病変の指摘が容易となり、日常臨床診療にもたらす貢献度は大きい（図2）。

● 胸部領域でのdual energy解析の有用性

1）病変の描出能改善

肺腫瘍性病変の画像評価を行う際に、その末梢に無気肺や閉塞性肺炎を合併する症例をしばしば経験する。その境界部分の判断に苦慮することがあるが、低keV画像を用いることにより病変部と

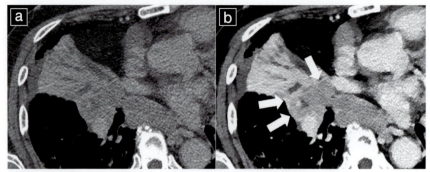

図3 60歳代、男性。右中葉肺がん
病変を含む軟部陰影のうち、中枢側の腫瘍性病変（矢印）に対し、末梢の無気肺（矢印）は仮想単色X線画像（40keV画像）(b)で明瞭に描出されている。
a：120kVp画像
b：仮想単色X線画像（40keV）

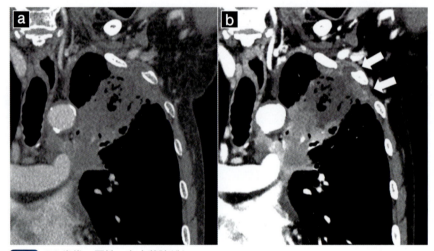

図4 80歳代、男性。左上葉肺がん
120kVp画像（a）と比較して、低keV（40keV）の仮想単色X線画像（b）ではより明瞭に腫瘍の辺縁が描出されており（矢印）、浸潤範囲が容易に評価可能である。
a：120kVp画像
b：仮想単色X線画像（40keV）

末梢の無気肺や閉塞性肺炎との区別が容易となり、病変の正確な局在を描出することが可能となる（図3）。また、腫瘍性病変の周囲構造への浸潤の評価にもdual energy CTは有用であり、低keV画像にて肺がんの胸壁浸潤の程度がより明瞭に描出され、病期診断や術式の検討を行う際の強力なツールとなり得る（図4）。

2）腫瘍性病変の質的評価

Dual energy CTによって得られる物質弁別画像の1つであるヨード密度画像を用いることで、CT値と比較してヨード造影剤による造影効果をより正確に定量評価することが可能となった。原発性肺がんと良性病変を比較した過去の報告では、肺がん病変は有意にヨード密度が高いとされている[8,9]。また、病理組織学的悪性度が高いほど造影後CTでの病変内のヨード密度は低い[10]。肺野病変では、ground-glass nodule（GGN）の評価が重要である。GGNは含気によりCT値を用いた定量的な評価が困難であったが、ヨード密度画像では空気の影響を受けずにGGNの造影効果を定量的に評価することが可能である（図5）。また、肺がん治療の重要な情報の1つである遺伝子解析とdual energy CTの関連に関してもさまざまな報

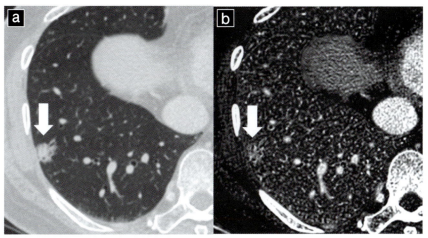

図5 50歳代、女性。右下葉肺 invasive adenocarcinoma
右下葉に part-solid GGN あり（矢印）(a)、Iodine image (b) において、GGN 病変のヨード密度を定量的に評価可能である。
a：120kVp 画像肺野条件
b：Iodine image

告がなされており[11, 12]、radiogenomics としての dual energy 解析の応用も期待される。治療効果予測や評価に関しては、治療前造影 CT での病変内のヨード密度が高いほうが定位放射線治療の局所制御率が高いという報告[13]や、レスポンダーはノンレスポンダーと比較して治療後の評価画像での病変内ヨード密度が有意に低下することなどが報告されている[14, 15]。

3）リンパ節病変の質的評価

リンパ節病変に対する dual energy CT を用いた過去の報告では、肺がんの転移リンパ節内のヨード密度は非転移リンパ節と比較して有意に低いと報告されている[16]。これまでのサイズを中心としたリンパ節の形態学的評価に、dual energy 解析による評価を加えることで、診断能の向上が期待される。

4）肺野血流評価や大血管描出能改善

Dual energy 解析画像の1つである肺灌流画像は肺血流シンチと同様の情報を取得可能で、特に肺塞栓症や慢性血栓塞栓性肺高血圧症を中心に有用性が報告されている[17]（図6）。また、肺がん術前の血流評価としても、肺灌流画像が肺血流シンチ同様に評価可能であれば臨床的に有用である。さらに、日常診療では術前画像として血管の3D画像作成を依頼されることが多いが、低 keV 画像を作成することで実質相にて撮像された画像においても明瞭な3D画像の作成が可能となり、動脈相の追加撮像の必要がなく検査全体の被曝量を低減することができる。当院では小児先天性心疾患の患者も多く、特に術後の患児ではその血行動態が複雑で、3D 画像を作成するための至適造影タイミングの決定に難渋する症例を経験する。Dual energy 画像では、比較的すべての血管が造影された後期相のタイミングで撮像を行っても、低 keV 画像を用いて明瞭な造影効果を有する画像の再構成が可能となり、血管内の評価も容易となる（図7）。成人においても ASO の症例や大動脈瘤など至適撮像タイミングにおける撮像が困難な症例においても同様の応用が期待される。また一方で、低 keV 画像を作成することで少ない造影剤使用量でもこれまでと同等のコントラストの取得が可能となり[18]、腎機能低下患者や小児に対してその有用性が期待される。

● 2層検出器CT（IQon スペクトラルCT）の運用

当院では2台の2層検出器CT（IQon スペクトラルCT）が稼働している。常に dual energy 撮像が可能である本機器が2台稼働することで、撮像

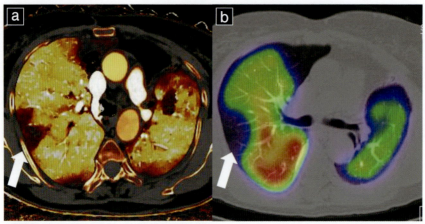

図6 60歳代、女性。肺動脈血栓塞栓症

Dual energy解析にて得られた肺潅流画像では右上葉末梢の肺血流の低下（矢印）を認める（a）。肺血流シンチでは肺潅流画像と一致した集積低下（矢印）を認める（b）。
a：肺灌流画像
b：肺血流シンチ

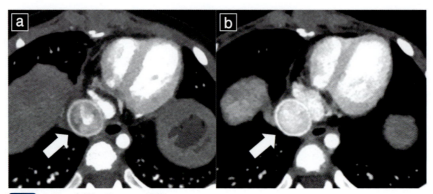

図7 2歳、女児。Fontan術後

早期相の撮像（a）ではTCPC導管内（矢印）の血流や血栓の有無が評価困難であるが、仮想単色X線画像の低keV画像を用いた後期相（b）では3D画像が作成な程度の血管内CT値で、導管内（矢印）の血栓評価が可能である。
a：120kVp画像、早期相
b：仮想単色X線画像（40keV）、後期相

される機器の違いによってdual energy解析の可否を考慮する必要がなくなり、特別なプロトコルを要せずに広く臨床症例にdual energy解析を行うことが可能となった。さらに当院では読影用のモニタにdual energy解析専用ワークステーションのクライアントを表示して運用を行っており、読影者は日常診療において一貫した環境でdual energy解析画像を利用することが可能となっている。本稿で述べたとおりdual energy解析の臨床における有用性は多数報告されており、その活用が期待されるが、一方で解析やその画像作成には少なからず時間を要することに加え、読影する画像枚数も増加することが予想されるため、dual energy解析がすでに飽和状態である日常読影業務をさらに厳しい状況に陥れる可能性は否定できない。実際、2層検出器CTで撮像したすべての症例に対しdual energy解析を行うことは現実的ではなく、当院でも通常の読影を行うなかで特定の症例に対する解析画像をその都度取得している。しかしながら、2層検出器CTで撮像することにより常に必要に応じて後方視的にdual energy解析が可能であることの利点は大きく、dual energy解析が非常に身近なものとなった。今後は作成された多数のdual energy解析画像をどの程度臨床側に提示するべきかが1つの課題である。また、昨今の画像データ量の増加は顕著であり、特にdual energy CT画像解析には通常の画像に加えて大きなデータの保存が必要となる。当院ではNASサーバを利用して画像の保存を行っているが、今後、膨大に増加する画像の保存方法は、dual energy CTを導入・運用する際に検討すべき重要な課題である。

さいごに

Dual energy CTの頭頸部・胸部領域における活用とその期待、dual energy解析による診断能向上の可能性について述べた。近年では、すべての撮像においてdual energy解析を行うことができる2層検出器CTも登場し、dual energy解析を研究のみならず、臨床のレベルで使用することが容易となった。今後のさらなるdual energy CTの臨床的有用性の検討が期待される。

参考文献

1) Forghani R et al: Low-energy virtual monochromatic dual-energy computed tomography images for the evaluation of head and neck squamous cell carcinoma: A study of tumor visibility compared with single-energy computed tomography and user acceptance. J Comput Assist Tomogr 41 (4): 565-571, 2017

2) Kuno H et al: Evaluation of cartilage invasion by laryngeal and hypopharyngeal squamous cell carcinoma with dual-energy CT. Radiology 265 (2): 488-496, 2012

3) Lam S et al: Optimal virtual monochromatic images for evaluation of normal tissues and head and neck cancer using dual-energy CT. AJNR Am J Neuroradiol 36 (8): 1518-1524, 2015

4) Doerner J et al: Image quality evaluation of dual-layer spectral detector CT of the chest and comparison with conventional CT imaging. Eur J Radiol 93: 52-58, 2017

5) Große Hokamp N et al: Reduction of artifacts caused by orthopedic hardware in the spine in spectral detector CT examinations using virtual monoenergetic image reconstructions and metal-artifact-reduction algorithms. Skeletal Radiol 47 (2): 195-201, 2018

6) Tawfik A M et al: Comparison of dual-energy CT-derived iodine content and iodine overlay of normal, inflammatory and metastatic squamous cell carcinoma cervical lymph nodes. Eur Radiol 24 (3): 574-580, 2014

7) Liu X et al: Papillary thyroid cancer: dual-energy spectral CT quantitative parameters for preoperative diagnosis of metastasis to the cervical lymph nodes. Radiology 275 (1): 167-176, 2015

8) Zhang Y et al: Can spectral CT imaging improve the differentiation between malignant and benign solitary pulmonary nodules? PLoS One 11 (2): e0147537, 2016

9) Lin J Z et al: Application of gemstone spectral computed tomography imaging in the characterization of solitary pulmonary nodules: Preliminary result. J Comput Assist Tomogr 40 (6): 907-911, 2016

10) Shimamoto H et al: Evaluation of locoregional invasiveness of small-sized non-small cell lung cancers by enhanced dual-energy computed tomography. Cancer Imaging 16 (1): 18, 2016

11) Li G J et al: Correlation between vascular endothelial growth factor and quantitative dual-energy spectral CT in non-small-cell lung cancer. ClinRadiol 71 (4): 363-368, 2016

12) Yanagawa M et al: Dual-energy dynamic CT of lung adenocarcinoma: correlation of iodine uptake with tumor gene expression. Eur J Radiol 85 (8): 1407-1413, 2016

13) Aoki M et al: Prognostic impact of average iodine density assessed by dual-energy spectral imaging for predicting lung tumor recurrence after stereotactic body radiotherapy. J Radiat Res 57 (4): 381-386, 2016

14) Baxa J et al: Dual-phase dual-energy CT in patients treated with erlotinib for advanced non-small cell lung cancer: Possible benefits of iodine quantification in response assessment. EurRadiol 26 (8): 2828-2836, 2016

15) Baxa J et al: Dual-phase dual-energy CT in patients with lung cancer: assessment of the additional value of iodine quantification in lymph node therapy response. EurRadiol 24 (8): 1981-1988, 2014

16) Li X et al: Iodine quantification to characterize primary lesions, metastatic and non-metastatic lymph nodes in lung cancers by dual energy computed tomography: An initial experience. Eur J Radiol 85 (6): 1219-1223, 2016

17) Dournes G et al: Dual-energy CT perfusion and angiography in chronic thromboembolic pulmonary hypertension: diagnostic accuracy and concordance with radionuclide scintigraphy. Eur Radiol 24 (1): 42-51, 2014

18) Shuman W P et al: Prospective comparison of dual-energy CT aortography using 70% reduced iodine dose versus single-energy CT aortography using standard iodine dose in the same patient. AbdomRadiol 42 (3): 759-765, 2017

Dual Energy CT

Dual Energy CTの初期臨床経験
～胸部領域を中心に～

西原礼介[*1]／近藤翔太[*1]／廣延綾子[*1]／石崎宏美[*1]／岡崎 肇[*1]／秋里恭平[*2]／高橋昌史[*2]／下土居一[*2]／山口裕之[*2]

JA広島総合病院 画像診断部[*1]／同 中央放射線科[*2]

はじめに

2017年11月、当院のGE Healthcare社製256列Revolution CTでdual energy CT（DECT）撮影が可能となった。DECTは、同一対象を2種類の異なるエネルギーをもつX線で撮影する方法であり、従来のCTより高精度な物質弁別が可能となる。メーカ各社で独自の方式があるが、X線管球側で2種類のエネルギーのX線を発生させる方式と、検出器側で2種類のX線データに分離する方式に大別される。前者の方式として、①2回転（rotate-rotate）方式、②分離フィルタ方式、③2管球（dual source）方式、④高速管電圧スイッチング（Fast kVp switching）方式、後者の方式として、⑤2層検出器（dual layer detector）方式があげられる[1]。当院のRevolution CTは④高速管電圧スイッチング方式である。これは2種類の管電圧（80kVpと140kVp）を高速で切り替えることで2種類のraw dataを高密度に収集し、位置ずれや時間軸のずれのない撮影をする方式である[1]。詳細に関しては他稿を参照されたい。

Dual energy CTで得られた情報を利用し、仮想単色X線画像、物質密度画像、スペクトラルHU曲線、実効原子番号画像など臨床に有用なさまざまな解析画像を得ることができる。本稿では、導入後約半年の少ない経験ではあるが、当院でのdual energy CTの運用法や臨床症例について紹介する。

仮想単色X線画像と造影剤低減

通常のX線はさまざまなエネルギーの光子からなり、スペクトルを形成している（多色X線）。仮想単色X線画像は、dual energy画像をもとに仮想的に作られた単一のエネルギー光子のX線（単色X線）で撮影したCT画像である[1, 2]。

低エネルギーレベルの単色X線画像ではコントラスト分解能が向上するとともに、造影CTでは造影効果が増強するため、造影剤量の合理的な低減が可能となる。一方、高エネルギーレベル画像は、コントラスト分解能は低下するが、ビームハードニングアーチファクトや金属アーチファクトの低減に有用である[3]。

現在、当院のDECTは可能な症例は全例60keVで撮影している。当院で行った希釈造影剤を満たしたファントムを使った計測で、60keVでの撮影では70keVに比べてCT値が1.4倍に上昇したため、造影剤は従来の70％に減量して撮影している（図1）。造影剤減量は特に腎機能不良の患者に対して大変有用であり、また医療経済的にも昨今増加の一途をたどる医療費削減にも有効と思われる。

ただし、低エネルギーレベルの画像は解像度が低下するため、逐次近似再構成の併用や、患者の病変、年齢、体格など状況に応じた調整が適宜必要となる[3]。以下に当院での症例を示す。

[症例1] 肝dynamic CT

70歳代男性、体重63kg。60keVのDECTで肝

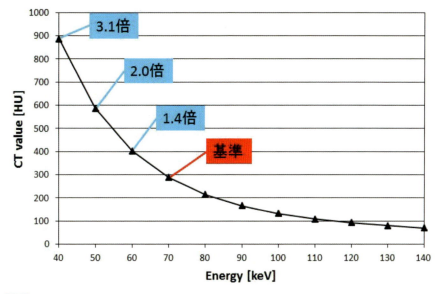

図1 エネルギーとCT値の関係
60keVの撮影では70keVと比してCT値が1.4倍に上昇した。

ダイナミックCTを撮影した。図2に動脈優位相を示す。造影剤はヨード濃度300mg/mLのイオヘキソール88mLを注入時間30秒で撮影した。造影剤は体重（kg）あたり420mgIと従来より70％減量しているが、以前と遜色ない良好なコントラストが得られている。

[症例2] 大血管CTA

80歳代女性、慢性腎不全（eGFR 9mL/min/1.73m²）で加療中。ステントグラフト内挿術（endovascular abdominal aortic repair；EVER）後評価のため、造影DECTを施行した。造影剤はヨード濃度300mg/mLのイオパミドール20mLを生理食塩水20mLで希釈し、右肘正中静脈から2mL/sの注入速度で静注し、ボーラストラッキング法で撮影した。40keVでの低エネルギー画像では、胸腹部大動脈はより良好に描出されている（図3）。

[症例3] 金属アーチファクトの低減

脊椎の後方固定術後（図4）。椎弓根スクリューシステムから金属アーチファクトが見られるが、MAR（metal artifact reduction）を併用した高エネルギーレベル画像は金属アーチファクトの低減に有用である。

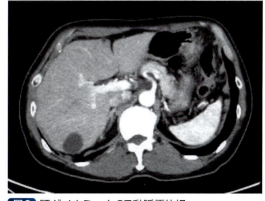

図2 肝ダイナミックCT動脈優位相
造影剤は420mgI/kgと減量しての撮影だが、以前と遜色ない良好なコントラストが得られている。

物質密度画像、水／ヨード密度画像

複数の物質が混合した物体を2種類の異なるX線エネルギーにて撮影することにより、混合する物質密度を算出することができる。この時、すべての物質密度はある物質Aと物質Bとの混合比で表されるため、複数の物質が混合した物体から、特定の物質を描出した画像を求めることができる。物質弁別の例として、脂肪、水、ヨード、カルシウムなどあげられる[4]。

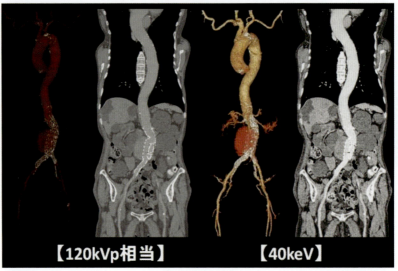

図3 大血管CTA
40keVの低エネルギー画像ではコントラスト分解能が向上し、良好に描出されている。

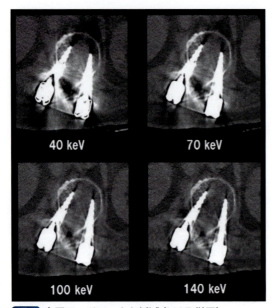

図4 金属アーチファクト低減（MAR併用）
脊椎後方固定後。MARを併用した高エネルギーレベル画像は金属アーチファクトの低減に有用である。

水／ヨード密度画像はヨードと水を弁別して水密度を強調し、ヨード密度を抑制した画像であり、仮想単純画像（Virtual Non-Contrast image：VNC）とも呼ばれる。仮想単純画像がこれまでの単純CTに代わることができれば、被ばく低減や検査時間を短縮できる。ただし、課題として、VNCは画質がやや劣ること、造影剤の消え残りがあること、動きの速い臓器ではモーションアーチファクトによる画質低下があることなど挙げられ、今後のさらなる画質改善が期待される[4]。以下に症例を示す。

[症例4] 急性大動脈解離

70歳代女性。図5aは造影CT動脈相、図5bは水／ヨード密度画像を示す。偽腔閉塞型大動脈解離の急性期は、単純CTで偽腔に血栓を示唆する三日月状の高吸収域を認める。本症例では仮想単純画像で偽腔が高吸収に描出され、急性期大動脈解離と診断可能であった。

● ヨード／水密度画像

ヨード／水密度画像は、ヨードと水を弁別してヨード密度を強調し、水密度を抑制した画像である。造影CTにおける組織内のヨード含有量を反映するため、組織の造影効果の判定に利用できる[3]。造影CTによる組織の灌流評価、病変のviability評価、充実性腫瘍と囊胞（出血性囊胞を含む）との鑑別、さらに遅延造影効果による線維化や細胞外液分画の評価などに有用である[1]。

急性肺血栓塞栓症は、急性に生じた肺動脈内血

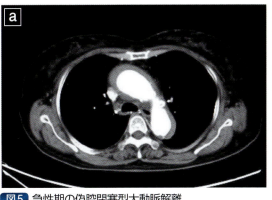 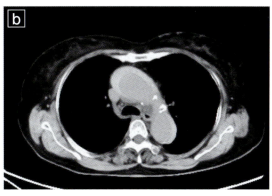

図5 急性期の偽腔閉塞型大動脈解離
a：造影CT動脈相
　　偽腔は三日月状の低吸収域として描出される。
b：水／ヨード密度画像
　　偽腔は高吸収に描出され、急性期大動脈解離と診断された。

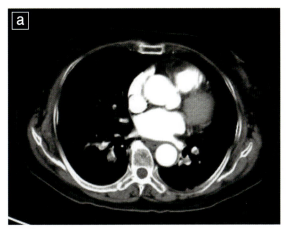 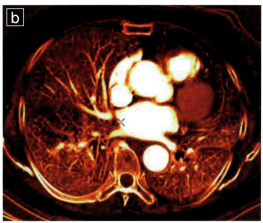

図6 肺血栓塞栓症
a：造影CT
　　両側肺動脈に血栓と思われる低吸収を認める。
b：ヨード／水密度画像
　　右肺S8、左肺舌区にヨード密度の低下を認め、血流低下が疑われる。

栓により肺組織の局所灌流が低下する疾患である。通常のCTでは早期は肺実質の吸収値に明らかな変化を認めないことが多い。これに対しヨード／水密度画像は局所組織の造影効果、すなわちヨードの取り込みを鋭敏に反映するため、肺の低灌流領域をカラー表示することにより肺塞栓症の診断が容易となる[3]。

[症例5] 肺血栓塞栓症
　80歳代女性。造影CT（図6a）で両側肺動脈に血栓と思われる低吸収を認める。ヨード／水密度画像（図6b）でおもに右肺S8、左肺舌区にヨード密度の低下を認め、血流低下が疑われる。

● スペクトラルHU曲線

　スペクトラルHU曲線とは、対象となる物質や組織のCT値を縦軸、X線エネルギーを横軸として、X線エネルギーレベルに対するCT値の変化を表した曲線である。多くの物質はエネルギーの増加に伴ってCT値が徐々に低下する減衰曲線を示すが、脂肪はエネルギーの増加に伴ってCT値

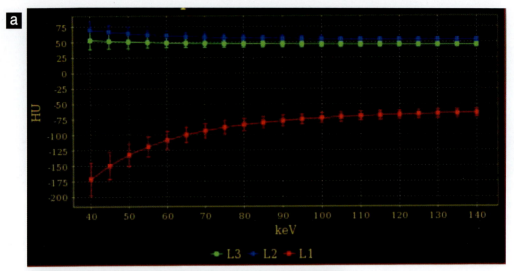

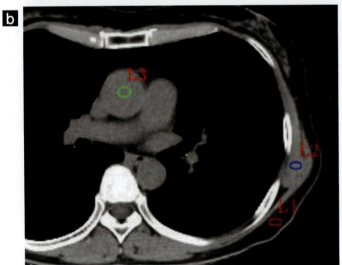

図7 スペクトルHU曲線
L1は皮下脂肪、L2は筋肉、L3は上行大動脈にROIを設定した。多くの物質はエネルギーの増加に伴ってCT値が徐々に低下する減衰曲線を示すが（L2、L3）、脂肪は上昇曲線を示す（L1）。

が徐々に増加する上昇曲線を示す（図7a、b）[3]。スペクトルHU曲線は物質特有のX線減弱特性を反映するため、この曲線が類似すれば同様の組織型であると推定することができる。

まとめ

Dual energy CTの特徴や当院での運用法、臨床症例について紹介した。これまでの研究や臨床からdual energy CTで得られたデータや情報を利用し、今後、従来のCTとは違った方法で、さまざまな疾患の診断や鑑別が行えるようになることが期待される。

参考文献

1) 町田治彦: Dual energy CTの現状. INNERVISION 33: 2-5, 2018

2) 内匠浩二ほか: Dual layer Dual Energy CTの臨床経験. Multislice CT 2017 BOOK（映像情報メディカル増刊号）, 49(8): 80-84, 2017

3) 上野恵子ほか: スペクトラルCT 基本原理と臨床応用. 学研メディカル秀潤社, 2013

4) 山田祥岳ほか: Dual energy imagingの技術と撮影法. INNERVISION 33: 6-9, 2018

Dual Energy CT

救命救急センターでのDual Energy CTの活用
－2層検出器スペクトラルCTによる外傷症例の使用経験－

中村賢二／藤本清治／和田大悟／三上秀樹

大阪府立中河内救命救急センター 放射線室

● はじめに

　救急診療、特に外傷診療においてCT検査は「死のトンネル」と呼ばれることもあるが、重症救急患者の診断・治療が主たる業務である救命救急センターでは、CT装置は必要不可欠である。

　近年、CT装置は技術革新により撮影時間・分解能・画像処理能力が飛躍的に向上している。重症救急患者の多くは撮影の際に呼吸停止ができないが、高速短時間撮影により鮮明な画像が得られ診断能は向上している。また、広範囲の撮影を行った場合でも、Thin slice画像の短時間構成が可能になり、リアルタイムでの骨や血管のVR画像、各部位のMPR画像の作成が可能になった。

　しかし、重症救急患者の造影CT検査では、患者のバイタルサインが不安定な場合には造影効果が減弱し、画像診断に影響を及ぼすことをしばしば経験する。この問題に対する解決策として、われわれはヨードや水の密度画像、造影剤を用いた低keV画像などのdual energy CTを用いることで造影効果の増強ができないかと考えた。近年、dual energy CTの臨床的有用性の報告は多数されている。しかしdual energy CTの撮影には専用の撮影技術、プロトコルが必要となり、最短時間で撮影しても従来のCT検査よりも撮影時間が必要となる。重症救急患者では意識障害やショック状態などのために呼吸停止ができない患者が多く、撮影時間を長くすると、呼吸や体動、消化管蠕動などによるモーションアーチファクトが生じ、画像診断への影響が懸念され、dual energyを用いた撮影は救急領域においてはそのメリットは限定的と考えられた[1,2]。

　今回われわれはCT装置の更新にあたり、従来の撮影時間より短時間で撮影が可能であり、ワークフローを変更せずに解析ができる装置としてPHILIPS社製『IQon Spectral CT』(2層検出器スペクトラルCT)に着目した。本機器はシンチレータを2層構造化し、連続エネルギーを分光して収集するdual layer方式を用いている。収集された2つのエネルギーは時間的なズレ、空間的なズレが一切なく、今までの撮影プロトコルを変えることなくすべての検査においてスペクトラル画像を取得できるCT装置である。当センターでは2018年2月にIQon Spectral CTを導入した。本稿では導入から間もないため数少ない経験であるが、IQon Spectral CTを用いた救命救急センターでの外傷症例におけるスペクトラルCTの実際の運用方法および臨床症例について紹介する。

● 当センターでの外傷CT検査

　大阪府立中河内救命救急センターは、大阪市の東隣、東大阪市に位置する、東大阪市(人口51万人)、八尾市(27万人)、柏原市(8万人)から成る中河内医療圏の唯一の救命救急センターとして平成10年5月に設立された独立型の救命救急センターである。当センターの救急搬送患者は他の救命救急センターと比較して外傷症例の比率が高く、

救急搬送患者全体の48%占めている。また、救命救急センターの性質上、搬入される外傷患者のほとんどにCT検査が施行されているが、そのうち造影CT検査が施行された患者は約80%と高率であった。

外傷患者に対するCT検査は、全身の血管損傷や臓器損傷などを精査するため、体幹部(胸部から骨盤まで)を撮影する場合が多いが、頭部外傷や下肢外傷を伴っている場合には撮影範囲を広げてTrauma pan-scanに準じて頭部から下肢までの単純CT検査と造影CT検査を行っている[3]。

IQon Spectral CTは2層検出器スペクトラルCTとして注目されがちだが、FOV 50cmを維持したまま2mの撮影範囲を撮影時間は最短0.27秒で撮影することができる。また、管電流も最大1,000mAの出力をもつことで、外傷患者をバックボード固定した状態での撮影でも画像診断への影響が少なく、救命救急センターでの画像診断に必要な機能を有している。

当センターでのスペクトラルCT画像運用

IQon Spectral CTではSpectral Base Image(以下、SBI)を用いてさまざまなスペクトラルCT解析画像を作成することが可能である。SBIの解析はCT装置本体とサーバ・クライアント型ワークステーションであるPHILIPS社製 IntelliSpace Portal内の「Spectral CT Viewer」で行える。読影用クライアント端末は院内の20ヵ所以上に設置しており、PACS端末からもプラグイン機能を利用したSpectral CT ViewerをID連動させる環境を構築している。撮影プロトコルすべてにSBI作成を組み込み自動作成と自動配信を行っている。

放射線技師が作成する画像は、本CT装置導入以前にも行ってきたConventional CT画像を用いた骨や血管のVR画像、各部位のMPR画像の作成に加えて、スペクトラルCT解析画像をPACSに送信している。しかし、スペクトラルCT解析画像は仮想単色X線画像(40〜200keV)、仮想単純画像(Virtual non contrast：以下、VNC)、ヨード密度画像、実行原子番号(Effective Z)、Iodine no water、Iodine Densityなどさまざまな画像を作成できるが、すべてをPACSに送信することは画像データ容量の点から困難である。当センターではSpectral CT Viewerの画面を4分割にして部位や疾患によって、それぞれの解析画像種類や表示位置パターンを作成し、そのパターンを解析画像種類ごとに保管するのではなく4分割を1枚の画像でPACSに保管し参照することによりデータ容量の圧縮を行っている。また、臨床医が解析・診断を行う時間を短縮できるように、解析途中保存機能(Bookmark)も利用している。

症例提示

[症例1] 交通外傷による重症頭部外傷
（急性硬膜下血腫）

10代、男性。50cc原付バイク乗車中に走行中の軽自動車に衝突し受傷。意識レベルがJCS Ⅲ-100と意識障害を認めたため当センターへ搬送となった。搬入直後の頭部単純CT検査で両側前頭部に急性硬膜下血腫(図1a)を認めた。その後、全身検索のため単純＋造影CT検査を施行したが、他部位の損傷は認められなかった。2時間後のfollow up CTでは両側前頭部に急性硬膜下血腫の増悪を認めたため緊急手術となった。

follow up CTでは、通常の120kVp画像(図1b)で両側前頭部の急性硬膜下血腫は高吸収域のみで描出されている。WW/WLを変化させても高吸収域の画像変化はみられないが、VNC(図1c)やIodine no Water(図1d)、仮想単色X線画像(50keV)(図1e)、仮想単色X線画像(140keV)でも高吸収域と低吸収域に分かれて描出することができた。また、HU Attenuation plot(図1g)でも通常の120kVp画像と同等のコントラストといわれる70keVでは血腫と造影剤のHUの差は見られず、低エネルギーや高エネルギーに変化させることで血腫内での血腫と造影剤とのHUの差が評価でき、血腫内での血腫と造影剤の鑑別が可能であった。このように重症救急患者では搬入時CTで造影剤を投与したあとにfollow up CTを行うことが多く、follow up CTの際には造影剤の影響を受けた画像になり、しばしば血腫と造影剤の鑑別が困難な場合がある。しかし、スペクトラルCTで画像解析することにより、通常の120kVpでは鑑別できなかった血腫と造影剤を鑑別することが可能となり、急性硬膜下血腫のみならず遅発性外傷性脳内血腫などでも血腫と造影剤の鑑別す

Dual Energy CT

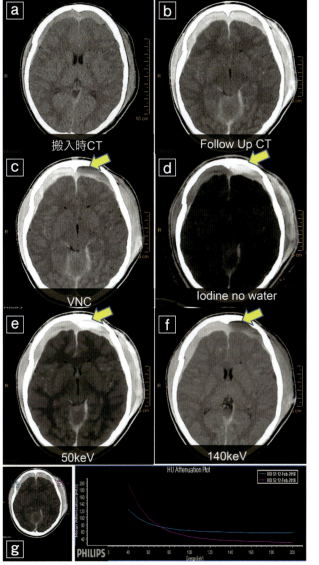

図1 10代男性、交通外傷による重症頭部外傷（急性硬膜下血腫）
a：搬入時CT 120kVp
b：120kVp (follow up CT)
c：VNC (follow up CT)
d：Iodaine no water (follow up CT)
e：仮想単色X線画像（50keV）(follow up CT)
f：仮想単色X線画像（140keV）(follow up CT)
g：HU Attenuation plot (follow up CT)
通常の120kVp（b）ではWW/WLを変化させても血腫内の変化はみられないが、VNCと仮想単色X線画像（140keV）では低吸収域にIodine no waterと仮想単色X線画像（50keV）では高吸収域に描出され（矢印）、血腫内に造影剤の漏出があることを認める。
HU Attenuation plotでも70keV付近で血腫と造影剤のCT値が逆転していることがわかる。

ることができる。
　このように重症頭部外傷で搬入時に造影CT検査やAngiographyなど造影剤投与後のfollow up CTでは、VNCを左上段（図1c）、Iodine no waterを右上段（図1d）、仮想単色X線画像（55keV）を左下段（図1e）、仮想単色X線画像（140keV）を右下段（図1f）というパターンを作成し、血腫と造影剤を鑑別できる解析画像を提示している[6]。

[症例2] 墜落による多発外傷（骨盤骨折）
　70歳代、女性。自宅の2階ベランダより地上に墜落し受傷。右大腿近位部および腰部に自発痛・圧痛があり、当センターに搬送となったところ右恥坐骨骨折、右腸骨骨折、仙骨骨折を認めた。全身検索目的で単純＋造影CT検査が施行された。右恥骨骨折部に通常の120kVp造影CT（図2a）では明らかな造影剤の漏出の所見は指摘しにくいが、スペクトラルCTで解析することで仮想単色X線画像（50keV）（図2b）やIodine no water画像（図2d）を用いることで不明瞭な造影剤漏出を高吸収域として明瞭に描出することができた。骨盤骨折では造影CT検査での造影剤漏出所見はその後の治療方針に大きく関与するため、多発外傷での造影CT検査時は通常の120kVpの造影CTを左上

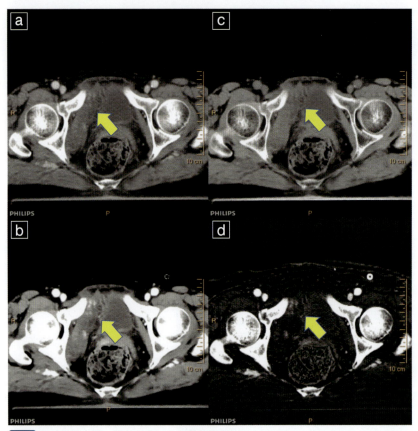

図2 70歳代女性、墜落外傷による骨盤骨折

a：造影CT 120kVp
b：VNC
c：仮想単色X線画像（50keV）
d：Iodaine no water

恥骨骨折に伴う造影剤漏出は通常の120kVpでは不明瞭であるが、仮想単色X線画像（50keV）やIodine no waterでは高吸収域として明瞭に描出、VNCでは高吸収域消失しているため、骨折に伴う微小な出血を確認できる。

段（図2a）、VNCを右上段（図2c）、仮想単色X線画像（50keV）を左下段（図2b）、Iodine no waterを右下段（図2d）というパターンを作成し、微小な造影剤漏出を明瞭に描出できる解析画像を提示している。

● おわりに

救命救急センターでは体幹部CT検査にはモーションアーチファクト軽減のため短時間撮影が求められる。2層検出器スペクトラルCTでは、高速撮影のみならずConventional撮影まですべてのプロトコルでスペクトラルCT解析が可能である。これまで重症救急患者の患者に対してのスペクトラルCT解析は少なく、エビデンスも乏しい。今後、症例をかさねて救急医療におけるスペクトラルCTの有用性を発信していきたい。

参考文献

1) 栗井和夫ほか: 診断能の高い造影CT画像を得るために. 日独医報 56（1）: 13-32, 2011
2) 兵頭明子ほか: Dual Energy CTの臨床. 日独医報 57（2）: 8-82, 2012
3) 日本外傷学会外傷初期診療ガイドライン編集委員会: 外傷初期診療ガイドライン JATEC 改訂第4版. 日本外傷学会・日本救急医学会（監）, 東京, へるす出版, 2012.
4) 日本IVR学会ガイドライン委員会: 骨盤骨折に対するIVR施行医のためのガイドライン2017
5) 渡邊嘉之: Brain Hemorrege. INNERVION 308, 2011

Dual Energy CT

オートプシー・イメージング（Ai）用 Dual Energy CT使用の初期経験

高橋直也[*1,2]／高塚尚和[*1,3]／舟山一寿[*1,3]／大澤阿紋[*2]

新潟大学大学院 医歯学総合研究科 死因究明教育センター[*1]／同　保健学研究科 放射線技術科学分野[*2]／
同　医歯学総合研究科 地域疾病制御医学専攻 地域予防医学大講座 法医学[*3]

はじめに

わが国では死後画像診断はAutopsy imaging（Ai）として知られ、体表検査だけではわからない死因を究明するため、救命救急などの臨床現場で広く行われてきた。近年は法医学領域でもAiが活用され、27の法医学施設に遺体専用のCT装置が導入されている[1]。新潟大学には2016年10月に大学院医歯学総合研究科死因究明教育センターに国内初のAi専用dual energy CT（DECT）「SOMATOM Scope Power（Ai仕様）」が設置された[2]。本稿では、Ai専用DECTが稼働を開始して1年余の経験と今後に期待される応用技術を紹介する。

AiにおけるDECT

DECTは同一の対象を2つの異なるエネルギーをもつX線で撮影するCT撮影法であり、新たなCTの方向性として臨床活用されている。臨床では、使用する造影剤を減量しても増強効果を強調できることや、臓器のヨード量の定量など、造影検査での有用性が挙げられている。一方、画像解析が煩雑なため日常のワークフローになじまない、被写体が動くため同一部位で2回の撮影が困難な場合がある、被曝量が増加する、といった問題点が指摘されている[3]。Aiでは臨床検査とは逆に、造影検査はまれだが、検査のワークフローを考える必要がなく、静止した被写体を被曝線量を考慮せずに撮像できるため、DECTのスペックを最大限に活用することができる。

本学死因究明教育センターのDECTは、Ai専用であり頭頂から下肢まで全身を撮像する必要がある。このため、移動可能な平面の専用天板を設置し（図1）、頭頂から下肢までを1度に撮影できない場合、頭頂から大腿まで撮影したのち被写体に触れずに天板を移動させ、続けて骨盤部から足底までの撮影を行っている。低電圧撮影・高電圧撮影はそれぞれ、管電圧80 kV・130 kV、pitch factor 0.75・1.2、撮影スライス厚0.75 mmで情報を取集し、再構成スライス厚0.75 mmで水平断画像を作成している。

得られた画像は画像診断支援システム「syngo.via」を用いて観察・解析を行っている。Dual energy撮影された画像から、40〜190 keVの実効エネルギー範囲で任意の仮想単色X線画像を作成し、実効エネルギーの低い画像ではコントラストが強調された画像、高い画像ではアーチファクトが低減した画像を使い分けて観察できる。さらに、撮影された画像に電子密度や実効原子番号をマッピング表示し、物質の定量解析も可能である。以下にdual energy撮影の有用性が期待される領域を紹介する。

歯科による個人識別

法医学ではAiは死因究明だけではなく個人識別おいても重要な役割を担う。歯科所見や治療歴

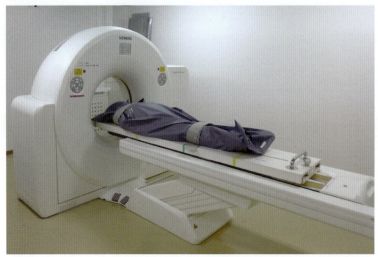

図1 Ai専用dual energy CT（DECT）『SOMATOM Scope Power（Ai仕様）』

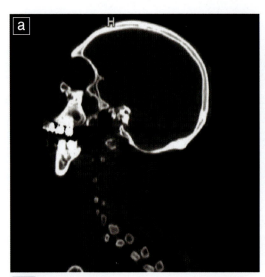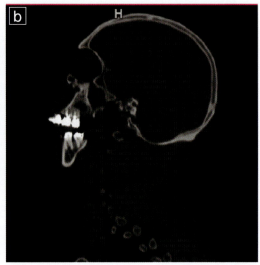

図2 仮想単色画像による頭部矢状断再構成画像
a：実効エネルギー40keV
b：実効エネルギー190keV
歯は金属による治療が行われている。高い実効エネルギーの画像では、ビームハードニングアーチファクトが軽減され、治療に用いられた金属や歯根部の状態が明瞭に観察できる。

は重要な情報であり、画像を用いた個人識別では最も多く用いられている。しかし、通常のCTでは治療歯の金属によって強いビームハードニングアーチファクトが生じる。DECTでは高い実効エネルギーの仮想単色画像を作成すると、ビームハードニングアーチファクトが軽減され[4]、治療歯であっても歯根部まで良好に観察可能である（図2）。

● Ai－造影CT

　Aiでは造影CTが行われることはまれではあるが、その有用性が報告されている。わが国では造影剤を投与したのち胸骨圧迫を行い造影剤を循環させる方法が報告されている[5]。この方法は簡便で特殊な装置を必要としないが、十分な造影効果を得られない場合もある。このため、Aiで全身

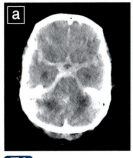 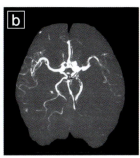 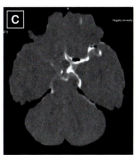 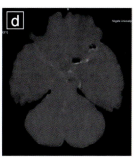

図3
a：頭部CT水平断像　　b：MIP画像
c：仮想単色画像、実効エネルギー40keV
d：仮想単色画像、実効エネルギー190keV
（b～d：CT angiography）
頭部CT画像にて脳底槽から両側シルビウス裂に広範囲にくも膜下出血を認める。両側側脳室下角は拡張している。限局性CT angiographyにて、囊状の突出（矢印）と周囲の造影剤の漏出を認める。仮想単色画像で実効エネルギーを変えると造影領域の描出のされ方が変化する。DECTを用いたAiにおける造影剤濃度や実効エネルギー画像の選択は、今後の研究課題と考える。

の造影検査を行うために専用の造影装置が開発されている[6]。このような専用装置を用いなくても、血管損傷が疑われる部位の局所の造影検査は比較的容易に行える。われわれはAiでくも膜下出血が認められた事例に対して、解剖にて取り出した脳の動脈の限局的な造影CT検査を行った（図3）。離断した頭部の左右の内頸動脈と脳底動脈に造影剤を注入しCTを撮像した。その結果、脳底動脈－後大脳動脈分岐部に動脈瘤と造影剤の漏出が認められ、脳動脈瘤の破裂と診断できた。DECTではヨード濃度が濃い部分は実効エネルギーの高い画像で、逆に薄い部分は実効エネルギーの低い画像で観察することで、十分な評価が可能であった。Aiでは血液が流動しないため造影剤を強制的に注入しなくてはならない。加えて死後の凝血などの血管内変化を生じるため、造影剤の粘度や濃度など臨床とは異なった設定が必要である。DECTを用いる造影Aiでは、造影剤の濃度や溶媒などの新しいプロトコルの選択が今後の課題となる。

● 物質分別

X線エネルギーによるCT値の変化は物質に固有であることから、2つの管電圧でCTを撮像することで物質分別が可能となる。DECTでは撮影した画像のCT値の比を用いて、数値化された電子密度、実効原子番号を算出できる。斉藤は、Aiにおける体内の高吸収物質の組成をDECTを用いて評価することでその素材を判断できる可能性を報告している[7]。

CTは体内の金属を判断する上で有効であり、法医学の領域では刃物や銃弾などの金属検出で広く用いられる。また、個人識別の領域でも活用され、オーストラリア・メルボルンにおける大規模な山火事の際に、Aiが個人識別を行う上で非常に有用であったと報告されている[8]。強く焼けた遺体は外表の観察では状態がまったくわからない場合が多く、評価はきわめて困難である。性別や年齢どころか、人間か動物かの鑑別も必要になる場合があり、身につけているものや体内の医療デバイスが個人を特定するうえで重要な情報となる。DECTではより詳細な検討が可能であり、体内の金属や体外の物質を明瞭に分離することができる（図4）。

われわれは、火災現場における物質のCT画像を検討する基礎実験として、さまざまな物質を燃やしてDECTにて撮像し、CT値や実効原子番号を検討した。その結果、いくつかの物質では視覚的な変化がないもののCT値や実効原子番号が有意に変化することが明らかとなった（図5）[9]。今後経験を重ねることで、DECTが物質分別における有用なツールとなる可能性がある。

● 頭部CTにおける応用の可能性

画像診断支援システム「syngo.via」では自動的

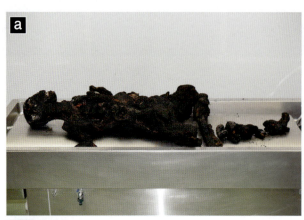
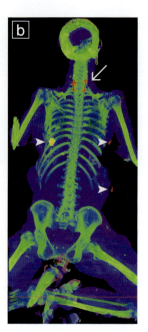

図4 焼死体
a：体表画像
b：Dual Energy画像
Dual energy画像では、頸椎固定の金属の状態が明瞭に描出されている（矢印）。胸腹部に人体とは異なった物質が存在していることも判断できる（矢じり）。

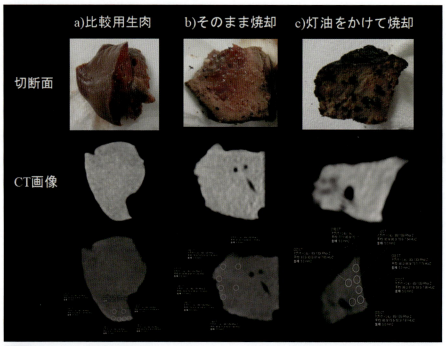

図5 豚レバーの燃焼実験画像
上段：切断面
中下段：Dual energy CT画像
視覚的には変化は明らかでなかったが、「燃焼前」・「そのまま燃焼」・「灯油をかけて燃焼させたもの」で、管電圧130kVでのCT値、実効原子番号の平均値はそれぞれ、54HU・73HU・83HU、7.2・7.5・7.7と、燃焼後に有意に上昇した。

に骨を除去した画像を作成するオプションが用意されている。野口、Narutoらのグループは、骨除去CTが外傷による急性期頭蓋内出血の診断に有用であり、強い高吸収を呈する頭蓋骨を除去することで、薄い硬膜下血腫、硬膜外血腫、脳挫傷、くも膜下出血の視認性が上がるとしている。さらに、脳組織の脂質含有量に注目し、灰白質と白質の脂質成分の差を抑制したX-mapを開発し、水分含有量が多い脳浮腫の領域を描出することが可能としている。X-mapを作成するとMRIの拡散強調画像で高信号として描出される領域をDECTで検出することができ、急性期脳梗塞の診断で良好な結果が得られたと報告している[10,11]。AiではMRIを撮像できる施設は多くない。DECTを用いたX-mapをAiに導入することで、通常のCTでは診断が困難な急性期脳梗塞を検出できる可能性がある。ただし、死後には脳浮腫が生じ[12]、死後時間の経過とともに増強していく。X-mapをAiで用いるためには、今後のさらなる検討が必要である。

まとめ

新潟大学に導入されたAi専用DECTの初期経験を紹介し、今後の方向性を概説した。DECTが臨床に導入されて10年余が経過し、さまざまな技術が応用されている。AiにおけるDECTは使用され始めたばかりである。今後の研究が進み、仮想単色X線画像による定性的な検討、実効原子番号などの定量的な検討といったDECTのポテンシャルを生かした診断技術が広く用いられることを期待される。

参考文献

1) 日本法医学会企画調査委員会：死後画像診断に関する調査（2016年3月実施）、日本法医学会課題調査報告. 2, 2016 http://www.jslm.jp/problem/gazoushindan.pdf
2) 内田雄己：シーメンスが考えるAi専用CTとその普及に向けて. INNERVISION 33(1): 65, 2017
3) 檜垣 徹：Dual Energy CTの基礎と原理. 映像情報メディカル増刊号. 49(8): 48-53, 2017
4) Filograna L et al: Value of monoenergetic dual CT (DECT) for artefact reduction from metallic orthopedic implants in post-mortem studied. Skeletal Radiol. 44(9): 1287-94, 2015
5) Iizuka K et al: Feasibility of resuscitation contrast-enhanced postmortem computed tomography using cardiopulmonary resuscitation technique with chest compression immediately after death. Springerplus 10(2): 663, 2013
6) 飯野守男ほか：多相死後血管造影CT（MPMCTA）の実際. 映像情報メディカル 49(7): 2-11, 2017
7) 斉藤彰俊：オートプシー・イメージングにおけるdual energy CTの使い方. INNERVISION 33(3): 67-70, 2018
8) O'Donnell C et al: Contribution of postmortem multidetector CT scanning to identification of the deceased in a mass disaster: Experience gained from the 2009 Victorian bushfires. Forensic Sci Int 205(1-3): 15-28, 2011
9) 大澤阿紋ほか：Dual energy CTを用いた燃焼前後における物質のCT値および実行原子番号の検討. 第15回オートプシー・イメージング学会学術総会抄録集 42, 2017
10) 野口 京ほか：Dual energy CTイメージングによる頭部CT診断の可能性. INNERVISION 33(3): 13-15, 2018
11) Naruto N et al: Dual energy computed tomography for the head. Jpn J Radiol 36(2): 69-80, 2018
12) Takahashi N et al: Quantitative analysis of brain edema and swelling on early postmortem computed tomography: comparison with antemortem computed tomography. Jpn J Radiol 28(5): 349-54, 2010

Dual Energy CT

Dual Energy CTにおける造影剤使用方法の変化

三好利治

岐阜大学医学部附属病院 放射線部

● はじめに

近年、各社のCT装置開発が進み、さまざまな方式のdual energy CT装置が薬事承認を得てきたことにより、緩やかな速度ではあるがdual energy撮影技術が臨床に普及され始めている。しかしながら、現段階では診断への臨床応用が幅広くは進んでおらず、この技術の恩恵を患者が受けることは少ないのが現状である。その臨床応用が遅れている理由としては、この技術の特殊性および、医療従事者のdual energy撮影技術に対する知識の浅さが原因と考えられる。本稿ではdual energy撮影技術の中でも、理解がされやすい「造影剤の使用方法の変化」について岐阜大学病院で得られている知見を紹介する。

Dual Energy撮影技術

仮想単色X線画像：Monochromatic image
- 高keV画像によるメタルアーチファクト軽減
- 低keV画像による造影効果増大　等

物質弁別：Material decomposition
- 密度画像
- 仮想単純CT画像
- Effective Z　等

図1　Dual energy撮影技術から得られる画像情報

● Dual energy撮影技術

各社のdual energy CT装置に共通して言えることは、エネルギーが異なる2種類の連続X線における光子カウントデータの異差を利用して画像を再構成し、CT値以外の情報を得ることができる技術が搭載された装置であり、この撮影技術から得られる画像情報は、仮想単色X線画像（Monochromatic image）と物質弁別画像（Material decomposition image）の2つに大別されるという点である（図1）。しかしながら、これらの情報の表示方法はメーカ間の結果に統一性がなく、仮想単色X線画像、物質弁別画像ともに各社表示可能な項目は増減する。また、同じメーカで同じ表示方法であっても、1つの物質を異なる機種で撮影した場合、値に異差がある状態になってしまっているのが現状である。これらの機器的誤差はいずれ、開発メーカの努力により修正され、統一されていくものと信じたい。この技術を臨床で使用する際、これらの画像に対する造影剤の使用方法に関して前者の仮想単色X線画像では、低エネルギー領域の画像コントラスト向上に伴う造影剤減量、後者の物質弁別画像では、ヨード密度画像を用いた定量性の高い造影能の評価がよく公表されている。

当院ではGE Healthcare社製のDiscovery 750HDとRevolution CTの2台が上記のdual energy撮影が可能なCT装置として稼働し

ており（図2）、この2機種でdual energy技術を臨床活用するための基礎・臨床研究を行っている。本稿ではこの2機種から得られたデータを元に、仮想単色X線画像における造影について話を進めていく。

● 仮想単色X線画像 (Monochromatic image)

仮想単色X線画像はdual energyにて撮影した後に、自由にそのエネルギー値を決定することが可能で、メーカにもよるがGE Health Care社の装置では40～140keVまで1keV刻みでエネルギー値を決定し仮想単色X線画像を作ることが可能である。このエネルギー値を高い値に設定し画像を再構成することにより、物質透過度の高いX線で撮影した想定のCT画像が作成できるため、金属等の高吸収物質によるアーチファクト（メタルアーチファクト等）を軽減できる。逆に、低い値に設定することにより、物質透過度が低く、物質ごとの吸収差が大きいX線で撮影した想定のCT画像が作成できるため、造影された臓器などのコントラストを高めることができ、これにより造影剤を減量しても必要なコントラストを得ることができる。この低いkeVの仮想単色X線画像（低keV画像）を臨床応用することにより、腎機能の悪い患者での造影剤減量や、不慮の事態においての造影能の回復などに活用することができる。またこれらに加えて仮想単色X線画像では、通常の連続X線で撮影されたCT画像で発生するビームハードニング効果（Beam Hardening Effect：以下、BHE）が大幅に軽減される。これはdual energy撮影に際に2つのエネルギーの連続X線の減衰を把握することによりBHEの発生状態を把握し補正することが可能であるためで、このdual energy撮影によるBHEの補正も、臨床の現場で低keV画像のコントラストを高める一翼を担っている。

● 造影剤減量の適応

低keV画像において造影剤の減量が可能であることは前述したが、ではどのくらいの減量が可能であるのかを当院のデータを紹介しながら解説す

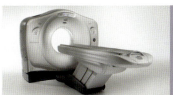
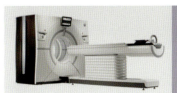

図2 岐阜大学病院におけるdual energy撮影が可能なCT装置

る。図3は、横軸をkeV、縦軸をCT値としたものでこのグラフを見てもわかるように、keVとCT値の関係は累乗関数的に変化する関係である。CT値と画像にかかわるヨード量は比例関係であるのは周知の事実で、他の画像への影響を無視すればkeVとCT値の関係、CT値とヨード量の関係から、計算上で造影剤の減量率まで算出が可能ということになる。当院で行った基礎実験の結果を見てみると、造影検査で40keVの画像を用いるのであれば、70keVの画像と比べて造影剤の投与量が65～70％減量可能となる。当院の過去の検討で80kVpの低管電圧では40～50％減量可能と言われていたので、低keV画像を用いることで低管電圧撮影よりさらに造影剤の減量が可能であることが解ってきている。また、当院ではRevolution CTで撮影する体幹部の造影CT検査は基本的にdual energy撮影を行っているが、このdual energy撮影を行った体幹部の造影CT検査200例の画像抽出を行い、門脈相における70keVの画像と40keVの画像の大動脈のCT値を比較したところ70keVでは175HU±17.6HU、40keVでは503HU±58.1HUとなり、これらのCT値の倍率比較は平均2.86倍となった。つまり40keVの画像では造影剤を約1/3まで軽減しても70keVと同等のコントラストが得られることになり、これは先に述べた基礎実験の結果とも一致しているため、信頼性も高く、このまま臨床適応することのできる値であると考えている。

しかしながら当院での考え方は、この技術の適応には少し慎重になるべきであり、結果を先に述べてしまうと「すべての患者に低keVでの造影剤

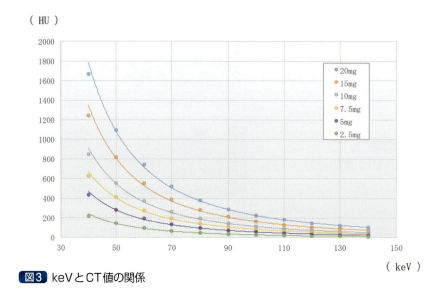

図3 keVとCT値の関係

減量を行うべきではない」と考えている。低keVでの大幅な造影剤減量を臨床応用する際、動脈相での血管系のようなしっかりとコントラストのついた画像による診断では大きな問題にならないが、門脈相や平衡相のように少し濃染が弱まりコントラストの低くなった場合の実質臓器の評価が厳しくなる可能性がある、低keV画像を用いることで画像ノイズの上昇や、低コントラスト分解能の低下、テクスチャの違和感などが診断能の低下を招くためである。特に画像ノイズの上昇は顕著で、先の200例のデータのCNR（Contrast to Noise Ratio）を計算してみると最も高い値になるのは60～70keV付近で、コントラストが強い40keVではノイズが多く発生してしまうためCNRは低下する。CNRは視覚評価との関係性が高いため、視覚評価が低下しているともいえる。CNRを改善するため40keVの画像に逐次近似再構成を強く使用しても、コントラストは強いものの、元の画像が劣化した画質であるためテクスチャーの違和感や低コントラスト分解能の低下が顕著で、大幅な診断能改善とまではいかない。年齢や腎機能などの患者の状況を把握し、腎機能が低下していて減量が必要な場合はそのリスクを考えた上で適応する。腎機能が正常な患者には画質の劣化を招くリスクを侵さず、しっかりとした造影を行うといったルールを定める必要がある。当院では、日本腎臓学会、日本医学放射線学会、日本循環器学会合同による「腎障害患者におけるヨード造影剤使用に関するガイドライン2012」等の根拠のあるデータを参考に腎機能に対する造影剤投与の危険度を定めている。因みに「腎障害患者におけるヨード造影剤使用に関するガイドライン」は2018版の改定が進んでいるため、今後の内容変更にも注目したい。

造影剤減量の手法

「低keV画像による造影剤の減量」を行うためにはその造影剤の投与方法も考慮する必要がある。「Dual energy撮影によって造影剤を65～70%減量する」というのは「造影剤の投与量を65～70%減量する」という意味ではなく「ヨードの投与量を65～70%減量する」という理解が必要である。確かに造影剤の投与量を65～70%減量すればヨードの投与量を65～70%減量することになるのだが、それでは臨床の現場で不具合が起こる可能性がある。たとえば通常の撮影時には370mg/mL濃度の造影剤を100mL、注入速度3mL/secで投与していた場合、投与量を65%減量すると35mLになる。これで注入速度を3mL/secのままとした場合、造影剤の注入時間は12秒と極端に短くなる。これでは造影効果の持続時間が極端に短くなるのと、右上肢の正肘から造影ルートを確保したと想定すると、造影初期に上肢静脈系のデッ

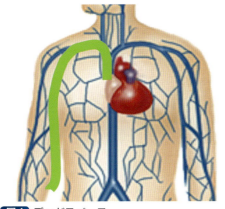 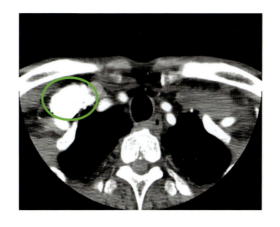

図4 デッドスペース

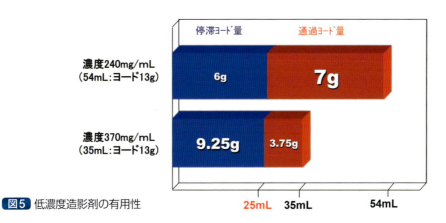

図5 低濃度造影剤の有用性

スペース(図4)に停滞する造影剤量(15〜35mL)にほとんどトラップされてしまい、造影効果を期待できず撮影タイミングも難しくなる。逆に注入速度を低くして30秒の注入時間を確保すると1.2mL/secと注入速度が極端に低くなる。注入速度が低いと注入圧力が低下し、心腔内に取り込まれる通常血流量を押し退ける力も少なくなるため、血液による造影剤の希釈割合が多くなりさらに造影効果が低下する恐れがある。もちろんこの場合も上肢静脈系に停滞する造影剤量の問題は解決できない。これらの問題を解決するための良策が「低濃度造影剤」を用いることである。CTで使用できるシリンジ製剤で一番濃度の低い製剤は240mg/mL濃度で、「370mg/mL濃度の造影剤を100mL」から65%の減量を240mg/mL濃度製剤で行うと、投与量は54mLとなる。これにより上肢静脈系に停滞する造影剤量をしっかりと超えるため安心した造影が行える。また、30秒の注入時間を確保すると1.8mL/secと注入速度が少しだけ回復する。

つまり造影剤の濃度を低くすれば量を稼ぎながらヨードの減量が可能であるため「低濃度造影剤」を用いることが良策といえるのである(図5)。もちろんもっと低い濃度の造影剤を使用したいのだが、現状240mg/mL濃度製剤以下のシリンジ製剤は存在しないため、「低keV画像による造影剤の減量」を行うために「造影剤と生理食塩水の同時注入」の需要が高まってきている。これは後押しに使用していた生理食塩水を造影剤と同時に注入し、より低い造影剤を注入したのと同等の効果を得ようとする手法で、インジェクタにもその機能が自動化され備わった機種もある。この機能を利用することにより、今までと同じ感覚で、安全かつ正確に低keV画像による65〜70パーセントの造影剤減量が可能となってきた。しかしながら、これらの造影剤投与方法は診断能の低下というリスクを伴う可能性もあるため、検査前に医師と技師が協議・検討をしっかり行い、医師の指示のもと患者へこの技術を提供することが絶対条件である。

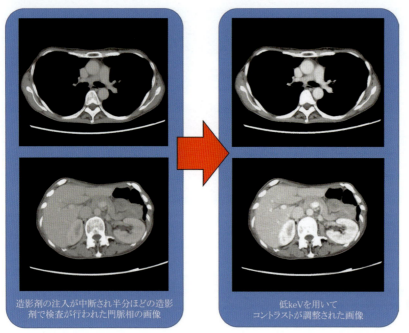

図6 keVによるコントラストの調整

（左）造影剤の注入が中断され半分ほどの造影剤で検査が行われた門脈相の画像
（右）低keVを用いてコントラストが調整された画像

● 仮想単色X線画像による便益と足枷

　前記以外にも、仮想単色X線画像は、臨床で使用する際大きな便益が2つある。1つ目はBHEの補正が大きく働くためCT値の信用度が高い。特にCT値が高い状態や、被写体が大きい場合などにその効力を発揮する。通常撮影で起こるBHEの影響によるCT値の変動は、頭部領域などでは弊害が多いため強く補正されているが、体幹部の造影などの際のBHEの影響によるCT値の変動は臨床現場ではあまり気にされていない事柄である。しかし正確なCT値は正確な診断を行う上で重要な項目であるため、仮想単色X線画像によるCT値の正確さによって画像診断において解明されることが増えることに期待する。その反面、仮想単色X線画像は、臨床上多くの指標となってきた定量値であるCT値が条件下で大きく変動する画像であるため、物質弁別画像も含めて確実な知識と情報共有がしっかりとできている必要がある。この知識不足が臨床現場での普及や発展に大きな足枷となっていることは事実である。

　2つ目に、仮想単色X線画像は不慮の事態においての造影能の回復にも使用できる、たとえば、患者が造影剤注入中に注入個所の痛みを訴え、やむを得ず半分ほどで造影剤の注入を停止した場合、その状態で必要なタイミングにてdual energy撮影を施行すれば、後から仮想単色X線画像のkeVを調整することにより必要なコントラストを調整可能である（図6）。つまり、仮想単色X線画像を用いれば、造影剤に対する軽度の副作用や、注入途中での皮下漏出等で適正量の造影剤が投与できなくても、後からコントラストを得ることができるという利点が存在する、先ほどから述べているように低keV画像を用いることで診断能の低下を招く恐れもあるため、その欠点をよく理解した上で非常時での手法として用いるのが望ましい。

● おわりに

　このように、dual energy撮影による仮想単色X線画像は多様な便益をもたらすが、その恩恵の裏には不具合を伴う可能性も秘めているまだまだ未完成な検査技術であるといえる。今後dual energy撮影を臨床で使用し、検査を受ける患者に高い診断技術を提供するためには、検査にかかわる医療スタッフ全体がdual energy撮影に対する確実な知識・技術を身につけ、患者の置かれている状況を考慮しながら適切な使用を考えていく必要があると考える。

超高精細CT／低線量

超高精細CT

- 超高精細CTによる肝胆膵領域の描出／久保貴俊 ほか……………………………………… 96
- 冠動脈CTの現状と超高精細CTの可能性／高木英誠 ほか…………………………………… 103
- 超高精細CT序論：臨床使用での経験を踏まえて／山城恒雄…………………………………… 108

低線量

- 超低線量CTについて／岡田宗正 ……………………………………………………………… 112
- 低線量肺がんCT検診―施設認定制度の開始／村田喜代史……………………………………… 117

超高精細CT

超高精細CTによる肝胆膵領域の描出

久保貴俊[*1]／曽根美雪[*2]／荒井保明[*2]／楠本昌彦[*2]／
石原敏裕[*3]／長澤宏文[*3]／金井祐弥[*3]

東京大学医学部附属病院 放射線科[*1]／国立がん研究センター中央病院 放射線診断科[*2]／
同　放射線技術部[*3]

はじめに

　より正確な画像診断を行うために、CT装置には「より速く」・「より広く」・「より細かく」撮影可能であることが基本性能として求められる。この中で「速さ＝スキャン速度」・「広さ＝撮影領域」については1990年代から2000年代にかけて段階的な進歩を遂げてきたものの、「細かさ＝空間分解能」については1980年代に達成された面内0.35mm以降は足踏み状態を続けてきていた。超高精細CTは、30年以上進歩のなかった「細かさ＝空間分解能」を面内0.15mmまで向上させた、新時代のCT装置である。

　超高精細CTの研究開発プロジェクトは、国立がん研究センターと東芝メディカルシステムズ社（現キヤノンメディカルシステムズ社）により、2001年に開始された。小被写体のみ撮影可能な初代の標本用顕微鏡CTに始まり、4世代の研究機による改良を経て、2017年春に製品版である『Aquilion Precision』が発売となった。

　超高精細CTの日常臨床での運用を可能としたのは、CTを構成するさまざまな技術の革新である。超微細加工・高精度組み立て技術によって実現した0.25mm×1,792channel×160列の超高精細検出器、新たな電子ビーム収束技術によって0.4×0.5mmの極小焦点サイズを実現したX線管、微細振動を制御可能な寝台によって実現した被写体ブレの抑制、そして大容量収集データを処理可能な高速画像再構成・高速転送ネットワーク。このような高い技術力を必要とするシステムが、国産機として日本から発信された意義は非常に大きい。

　国立がん研究センター中央病院では、超高精細CT導入後の1年間、主に頭頸部および肝胆膵領域の腫瘍を対象として、1,000件近い検査を行ってきた。特に肝胆膵領域ではおおよそ600件の検査を行っており、これらの使用経験を元に本稿では、肝胆膵腫瘍における超高精細CTの有用性と現状での課題、そして今後の展望について述べる。

超高精細CTの基本性能

　超高精細CTでは再構成マトリックスとして従来の512マトリックスに加えて、1024マトリックスおよび2048マトリックスが使用可能となった。再構成マトリックスの増加によって高周波領域まで可視化されることで、解像特性の向上が見られる。また検出器のチャネル数の増加も解像特性の向上に貢献しており、その結果従来型 multidetector CT（MDCT）と比較して微細構造の描出能が向上している。これらの特性はスリットファントムを用いた実験でも明瞭であり、2048マトリックスでは0.22mmのスリットを分離して視認可能である。日常臨床においても従来型MDCTでは視認が困難であった微小構造が描出されるシーンに出会うことが多く、腹部領域で最も印象的であったのは正常の腹部神経叢が良好に描出されていたことである（図1）。

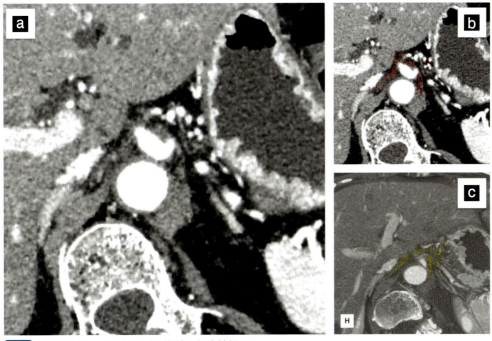

図1 70代女性、十二指腸がん術前の超高精細CT
炎症波及・腫瘍浸潤などのない正常の腹部神経叢が良好に描出されている。
a：軸位断像
b：軸位断像上に描出された正常神経叢をマッピングした画像
c：MPR画像上に正常神経叢をマッピングした画像

　また空間分解能の向上によって、パーシャルボリュームエフェクトやブルーミングアーチファクトの影響で従来型MDCTでは評価の難しかった細径ステントの描出も可能となっている。実験ベースでは、従来型MDCT（512マトリックス）と超高精細CT（1024マトリックス）で4mm径の金属ステントの描出を比較すると（図2）、超高精細CTではボケの少ない画像が得られ、ステントを構成するひとつひとつのストラットまでもが明瞭に認識可能であることがわかる。日常臨床においても肝門部の多発泣き別れ胆管狭窄に対する複数の細径ステント留置症例などで、従来型MDCTでは描出困難であった内腔の評価が可能となっている（図3）。

　上記のような微細構造の描出を可能にした一方で、検出器の素子面積が従来型MDCTの1/4まで小さくなったことにより、1つの検出器に入るX線量も減少し、理論上は画像ノイズの増加が懸念される。ただし、ノイズ特性をみると従来型MDCTとのノイズの差は高周波領域で大きくなる傾向にあり、日常臨床で対象となる中間の周波数領域においては、ノイズのデメリットを凌駕する高コントラストが得られるため、視覚的な影響は危惧されていたほどとはならない。しかしながら、超高精細CTの実力を十分に日常臨床に活かすためには、高い空間分解能を維持したまま十分なノイズ低減効果をもたらすことが可能な画像再構成法の利用がやはり重要となる。

　超高精細CTには導入時より従来型のFBP（filtered back projection）のほかに、FBPを基盤とし、統計学的ノイズモデル、スキャナモデルを用いてノイズを低減する逐次近似再構成法AIDR 3D（adaptive iterative dose reduction 3D）が組み込まれてきたが、これらの再構成法が超高精細CTの実力を十分に活かし切れているかといわれると疑問が残るところであった。2017年秋に導入されたモデルベース逐次近似再構成法FIRST（forward projected model-based iterative reconstruction solution）は、従来の再構成法とはまったく異なるアルゴリズムを用いており、純

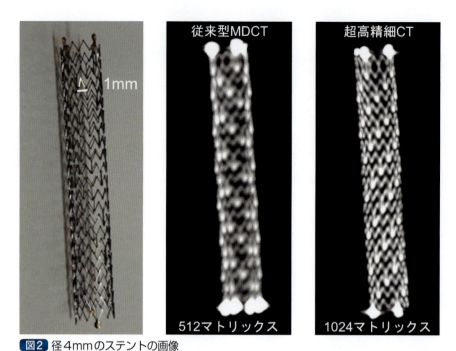

図2 径4mmのステントの画像
超高精細CT（1024マトリックス）では、ステントのストラットが良好に視認可能。

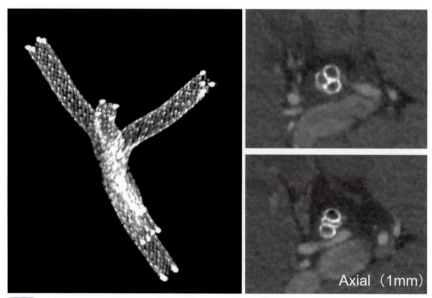

図3 40代男性、大腸がん多発肝転移による肝門部胆管狭窄に対するマルチステント留置後
超高精細CTでは細径金属ステントの位置関係と内腔評価が可能。

粋に統計学的モデルやスキャナモデルに基づいたノイズおよびアーチファクトの除去を行うことで、高い空間分解能を維持したまま低ノイズの画像を作成可能な再構成法であり、超高精細CTの実力を十分に活かす再構成法と考えられる。実臨床でもFBPやAIDR 3Dと比較して、FIRSTではよ

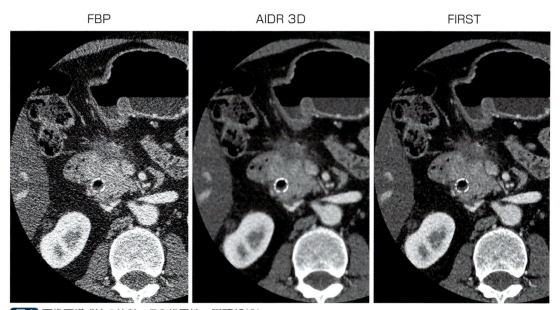

図4 画像再構成法の比較：50代男性、膵頭部がん
FIRSTを用いた画像では、腫瘍の境界ならびに周囲への進展が明瞭に描出されている。

り明瞭でよりノイズの少ない画像を得られている（図4）。しかしながらFIRSTは演算時間が長いため日常臨床での現実的な利用には制約があり、国立がん研究センター中央病院では限定的な使用に留まっているのが現状である。

このFIRSTの弱点を改善する再構成法として、本年4月にDeep learning技術を用いた新世代の再構成法 AiCE（advanced intelligent clear-IQ engine）が発表された。AiCEはFIRSTで再構成された高品質データを教師データとして学習を行っており、理論上はFIRSTと同等のクオリティの画像を短時間で再構成可能な方法である。AiCEはまだ実装されていないが、日常臨床で超高精細CTの実力を十分に発揮できる再構成法となることを期待している。

胆膵腫瘍画像診断における超高精細CTの有用性

胆膵腫瘍において、病期診断・効果判定は、主として従来型MDCTで行われており、国内外のガイドラインにも明記されている。しかしながら、2cm以下（T1）の膵がんの従来型MDCTによる診断能は高くなく、膵がん、胆管がんにおける手術適応の決定に必要な情報である血管浸潤、リンパ節転移などについても、診断能は十分とはいえない。標準的画像診断法でありながら、病期診断能には限界があるのが現状であるが、その主な原因としては、診断対象部位が小さいこと、正常部と異常部のコントラストがつきにくいことが挙げられる。胆管壁厚は1mm前後、肝動脈などの内臓動脈の径は2〜5mm、壁厚は0.3mm前後であり、診断において重要性が高い構造は、いずれも非常に小さい。そのような微小構造への浸潤評価が超高精細CTでは可能となる場合があり、病期診断における診断能向上が期待される。実際、肝門部領域胆管がんでの動脈浸潤が術前超高精細CTで明瞭に描出され手術方法の判断に有用であった症例など（図5）、微小浸潤の判断が臨床上の有用性に結びついた症例を経験している。

また、胆膵腫瘍においては、随伴性膵炎や胆管炎などの炎症を合併することが多く、炎症所見による修飾や、膵管がんに含まれる線維性間質などにより、十分なコントラストが得られない。さらに、閉塞性黄疸や胆管炎を併発して緊急ドレナージを要する症例も多く、CT撮影時にはすでにプラスチックステントや金属ステントが留置されており、従来型MDCTではアーチファクトの影響

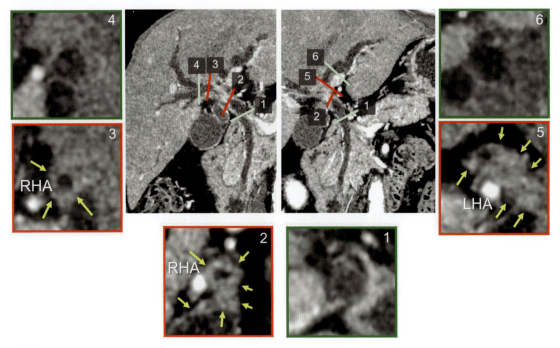

図5 60代男性、肝門部胆管がん　超高精細CTによる胆管・動脈浸潤評価
CPR画像とその直行断面にて腫瘍は左側優位に存在し（5）、中部胆管（1）および左右の分枝レベルの肝内胆管（4、6）には及んでいない。右肝動脈（RHA）とは一部接するのみであるが（2、3）、左肝動脈（LHA）は180度以上腫瘍に囲まれていた（5）。RHA浸潤なし・LHA浸潤ありと考え拡大左葉切除術が施行され、術後病理での浸潤範囲は術前診断のとおりであった。

で読影困難となることもしばしば経験される。先述したとおり、超高精細CTではステントのアーチファクトが軽減されることでステント近傍の軟部濃度の描出が従来型MDCTに比べ良好となっており（**図6**）、そのような症例でも有用である。

ステント留置症例でも画像評価が可能であることは、術前症例での病期診断のみならず、進行がん症例における薬物療法の効果判定においても有用であり、臨床的意義は大きい。

● TACE前シミュレーションにおける超高精細CTの有用性

超高精細CTでの空間分解能の向上・コントラスト分解能の向上は、微細血管の描出にも役立つ。特に2048マトリックスでは従来型MDCTでは困難であった微細血管も良好に描出される症例が多く、0.3mm程度とされる肝細胞がん（HCC）の供血血管の描出能向上も期待される。そこで国立がん研究センター中央病院では、超高精細CTで撮影した経静脈CT angiography（CTA）をベースにして供血血管の探索を行い、肝動脈化学塞栓療法（TACE）前のシミュレーションとして利用し、TACEの時間短縮を図り、クオリティの向上に取り組んでいる。当初は通常のワークステーションを用いて手動でVR画像作成・供血血管の同定を行っていたが、対象腫瘍や供血血管が複数ある場合には困難であり、VR画像の作成にも時間がかかることが多く、日常臨床への応用は困難であった。そこで現在では、キヤノンメディカルシステムズのワークステーション「Vitrea」に搭載されている供血血管自動探索アプリケーション"EmbolizationPlan"を用いてシミュレーションを行っている。同アプリケーションではCT画像上で腫瘍をマーキングすると、自動作成された動脈のVR画像上に供血血管が自動的に抽出・描出される。このアプリケーションを利用することによって、シミュレーション画像の作成時間を大幅に短縮することができ日常臨床にも応用可能となった（**図7**）。しかしながら現在は512マトリックスの

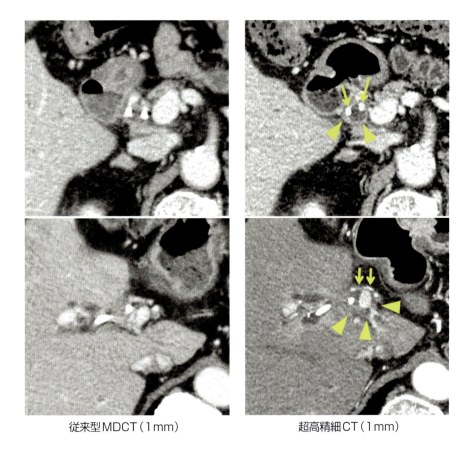

従来型MDCT（1mm）　　　　　超高精細CT（1mm）

図6 70代男性、肝門部胆管がん　ほぼ同時期に施行された従来型MDCTと超高精細CTでの描出の違い

2本のプラスチックステント（矢印）が留置されている。超高精細CTでは従来型MDCTに比べてアーチファクトが少なく、胆管壁の肥厚（矢頭）や、左肝動脈への浸潤所見（下段）が明瞭となっている。

画像しか解析することができないため、超高精細CTの実力を十分に活かしているとは言い切れず、1024マトリックス以上の画像でも解析可能となる今後のアップデートに期待したい。

日常臨床における課題と今後の展望

超高精細CTの課題としてはソフトウェア・ハードウェアの問題が第一に挙げられる。膨大な量の画像データのハンドリングのためには、各種ソフトウェア、ストレージ、ネットワーク、ビューア、ワークステーションなどのさらなる改善が求められる。当該領域の進歩は非常に速いため、遠からず膨大なデータ量を気にせずに臨床利用可能となることが期待されるが、現時点では検査のワークフローの見直しやインフラストラクチャの整備が求められる場合がある。

また、腹部領域におけるもう1つの課題としては、コントラスト分解能がある。従来型MDCTと比べると画質・検出能が向上したとはいえ、小径膵腫瘍においては超音波内視鏡と比べると描出力に差がみられる。超音波内視鏡では、おおよそ2mm程度までの膵腫瘤を描出可能とされており、長期予後が期待できる腫瘍径3～10mmのTS1a膵がんについて、穿刺吸引法の併用で非常に良好な成績が報告されている。もちろんCTと小径膵腫瘍を積極的に疑って検査を行う超音波内視鏡下穿刺吸引法とでは役割は異なるが、ソフトウェアや撮影方法の改良などでさらなる描出能向上を目指すことは重要である。さらに、超早期診断とい

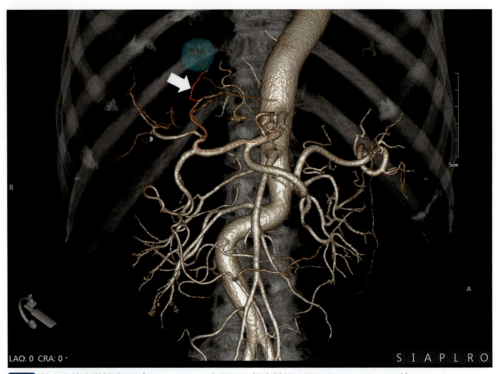

図7 供血血管自動探索アプリケーションを用いた超高精細CTAベースのTACE前シミュレーション

自動描出された動脈のVR画像ではシミュレーションに十分な程度の肝末梢動脈の描出を認める。また、自動抽出された供血血管はVR像上に描出される（矢印）。ワーキングアングルも自在に変更することができ、シミュレーションとして十分な機能を有している。本症例では描出された血管が実際に供血血管であった。

える膵上皮内がんも注目されており、腫瘍の直接描出は現状どのモダリティでも困難であるが、主膵管の限局的な狭窄や分枝膵管の拡張、囊胞性病変、およびこれらの径の経時的変化を検出することが診断において重要とされている。超高精細CTにおいても拡張のない膵がんの微小な変化が描出できるようになれば、膵がんの早期発見に寄与できる可能性がある。

おわりに

国立がん研究センター中央病院における約1年間の超高精細CTの使用経験をもとに、肝胆膵領域での超高精細CTの現状と課題について報告を行った。超高精細CTでは従来型MDCTと比較してさまざまな微小構造の評価が可能となってきているが、今後はその臨床上の有用性についてのエビデンス構築が重要になるものと考えられる。

超高精細CT

冠動脈CTの現状と超高精細CTの可能性

高木英誠／吉岡邦浩

岩手医科大学 循環器放射線科

● 冠動脈CTの背景と現状

　冠動脈狭窄の形態評価は、従来、カテーテルを用いた冠動脈造影（CAG：coronary angiography）が唯一の検査であったが、64列多列検出器CT（MDCT：multi-detector row computed tomography）の登場により、CAGに類似した形態情報を非侵襲的に得ることが可能となった。64列MDCTの登場以降、本邦では急速に冠動脈CTが普及し、検査件数も急激に増加してきている（図1）。冠動脈CTの診断精度に関して大規模な臨床試験が行われ、高い感度、陰性的中率で冠動脈狭窄を診断できることがわかっている[1~3]。そのため、冠動脈CTで所見がなければ狭窄はないと判断することができる。一方で、冠動脈CTの特異度や陽性的中率は高くないと一般的に考えられている。冠動脈CTは冠動脈疾患中等度リスクの患者に対してよい適応とされており、2009年の本邦の「冠動脈病変の非侵襲的診断法に関するガイドライン」においても、胸痛を有する冠動脈疾患の中等度リスク群かつ、運動負荷が困難な場合あるいは運動負荷心電図が判定困難な場合に、冠動脈CTでの評価はクラスⅡa（エビデンス、見解から有用である可能性が高い）とされている[4]。これに対し米国における狭心症の標準的な評価法は負荷心電図や負荷心エコー、負荷心筋シンチグラフィといった機能検査であるが[5]、近年行われたPROMISE試験では、機能検査で評価した群と冠動脈CTで評価した群で、その2年後の心有害事象の発生に大きな差がないことが報告されている[6]。さらに冠動脈CT画像に数値流体力学を応用したFFR$_{CT}$や心筋パーフュージョンといった新たな撮影、解析技術の研究も進んでいる。一方で、高心拍や不整脈を有する患者の撮影や、高度石灰化、ステン

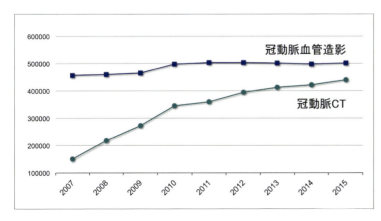

図1 本邦における冠動脈CT検査件数の年度推移

循環器疾患診療実態調査報告書（http://www.j-circ.or.jp/jittai_chosa/jittai_chosa2016web.pdf）より引用改変。
本邦での冠動脈CTの検査件数は年々増加しているが、カテーテルを用いた侵襲的なカテーテル血管造影の検査は減少していない。

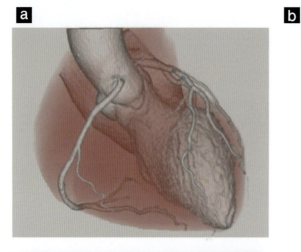 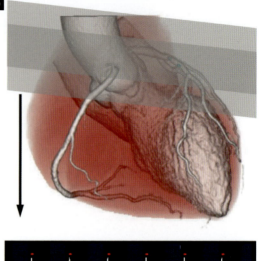 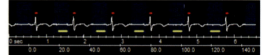

図2 面検出器によるAxial撮影とHelical撮影の比較

a：面検出器によるAxial撮影
b：Helical撮影

検出器Z軸幅で心臓全体をカバーできる面検出器CTに対し、超高精細CTの検出器のZ軸幅は0.25mm×160列＝40mmのため、helical撮影で心電図同期しながら撮影する必要がある。Helical撮影では、図のように曝射のオーバーラップがあるため、放射線被曝量が増加する。また、心臓全体を撮影するためには複数心拍で撮影する必要があるため、スキャン時間の延長が生じる。

トを有する患者の冠動脈CTの診断精度など基本的な課題もまだ残されている。

超高精細CTを用いた冠動脈CT

プロトタイプの0.25mm×128列超高精細CT『TSX304-R』(キヤノンメディカルシステムズ社)を用いた検討では、冠動脈CTによる狭窄率計測とCAGでの狭窄率の誤差の許容範囲が小さくなっていると報告されている[7]。この研究では85セグメント（狭窄率＞30％、血管径＞1.5mm）に対して冠動脈CTとCAGで径狭窄率を計測し、両者の値をBland-Altman解析している。超高精細CTの誤差平均は4％であり、過去の同様の研究（0.6mm×64列[8]、0.5mm×320列[9]）と同様に小さな差しかみられなかったが、誤差の許容範囲が±16％であり、過去の64列MDCT（±28％）と比べると小さくなっており、空間分解能向上による影響と考えられている。CAGを真としたときの診断精度は精度95％（95％信頼区間：86〜95％）と良好な成績であったが、後ろ向き研究で

あり検証バイアスが含まれるため、前向きかつより大規模な研究での検証が望まれる。

実臨床での超高精細CT

2017年4月に超高精細CT『Aquilion Precision』(キヤノンメディカルシステムズ社)が発売され、われわれの施設にも導入された。超高精細CTを冠動脈CTに使用する場合、空間分解能以外にも考慮すべき点がある。まず検出器のZ軸幅が0.25mm×160列＝40mmのため、一般的な64列MDCTと同様のhelical撮影で心電図同期撮影を行う必要がある。ガントリ1回転のaxial撮影で心臓全体を撮影できる面検出器CTと比較すると、曝射のオーバーラップにより放射線被曝量は多くなり、スキャン時間が延長することで造影剤使用量も増加する傾向にある。複数心拍撮影が必要なため、不整脈を有する患者の撮影は困難である（図2）。また現状のハイエンドのCT装置のガントリ回転速度は0.25〜0.275秒／回転だが、Aquilion Precisionのガントリ回転速度は0.35秒

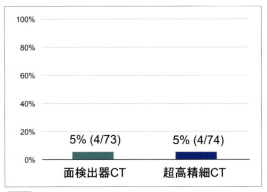

図3 モーションによる評価不能例の発生頻度

冠動脈CTのモーションによる評価不能例発生頻度を面検出器と超高精細CTで比較している。体格や心拍等を考慮してCT装置が選択されている状況下では、モーションによる評価不能例の発生頻度に差は認められない（5% vs. 5%, p = 1.00, Fisher検定）。

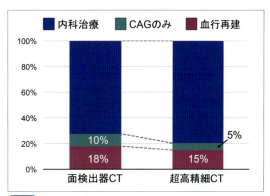

図4 装置ごとの冠動脈CT撮影90日までの短期アウトカム

当院で狭心症を疑われ冠動脈CTを撮影した連続147例の90日後の短期成績を示す。面検出器CT群、超高精細CT群とも血行再建を必要とする患者は18%、15%でほぼ同等であった。冠動脈血管造影（CAG）のみで血行再建を行わなかった患者は、CTの偽陽性に相当すると考えられるが両群に差はなかった（10% vs. 5%, p = 0.36, Fisher検定）。

／回転であり面内の時間分解能も高いとはいえない。画像再構成はスライス厚0.25mm、マトリックス1,024×1,024が選択可能だが、ボクセルサイズが小さくなることでノイズが増加する。これらの超高精細CTの特徴から、冠動脈CTの撮影では面検出器CTの方が多様な患者に対応できるため、いずれの装置も有しているような施設においては、患者の状態を考慮しながら撮影機種を選択する必要がある。しかし、われわれの施設での半年間の使用経験では、患者の選択をした上で、モーションアーチファクトによる評価不能例の発生頻度や（図3）、冠動脈CT後の短期アウトカムに大きな差は認められなかった（図4）。実効線量は面検出器CTに比べると多くなってしまうものの中央値で5.3mSvであり（図5）、最近の冠動脈CTを用いた大規模臨床研究での平均が5.2mSvと報告されていることを踏まえると許容範囲の放射線被曝量ということができる[10]。

超高精細CTの可能性

本邦の「冠動脈病変の非侵襲的診断法に関するガイドライン」では、径3mm未満のステントでは現状の冠動脈CTでは診断精度が低く、冠動脈CTによるステント内狭窄評価は推奨されていない[4]。冠動脈CTによるステント内狭窄評価を難しくする原因の1つがステントによるブルーミングアーチファクトである。超高精細CTでは従来よりも空間分解能が向上しているため、ブルーミングアーチファクトが軽減され、細径のステントでも評価できるようになる可能性がある。図6の症例は従来のCTではステント内の評価が困難だったが、ほぼ同時期に撮影された超高精細CTによる冠動脈CTではステント内近位部の中等度狭窄が描出できた例である。今後、ステント内狭窄の診断精度や小径ステントの評価能について検証していく必要がある。

CAGでは冠動脈内腔のみ情報のしか得られず、血管壁、プラーク性状を調べるためには血管内超音波（IVUS）や光干渉断層撮影法（OCT/OFDI）を用いる必要があるが、冠動脈CTでもプラークなどの壁の情報を得ることができる。ROMICAT-II試験では冠動脈CTから得られた高リスクプラークの所見は、狭窄率とは別に将来の急性冠症候群発症の危険因子になると報告されている[11]。2016年にSCCT/ACR/NASCIから発表された冠動脈CTレポート標準化ガイドラインのCAD-RADS™においても、高リスクプラークの所見の有無の項目がある[12]。一方で、Maroulesらによると高リスクプラークの所見の観察者間一致度が不良であることが報告されており[13]、これはわれわれの臨床的な感覚にも合っている。冠動脈CT

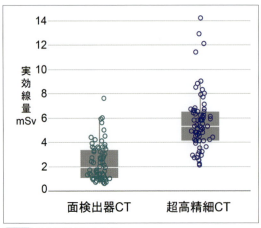

図5 放射線被曝の比較

冠動脈CTのみの撮影における実効線量をDose-length product (mGy・cm) に係数 (0.014mSv/mGy・cm) をかけて算出した実効線量である。体格や心拍等を考慮してCT装置が選択されている状況下で、超高精細CTの冠動脈CT実効線量は面検出器CTに比べ高くなった(中央値[四分位範囲], 1.9 [1.1-3.4] vs. 5.3 [4.1-6.5], $p<0.01$, Mann-Whitney検定)。

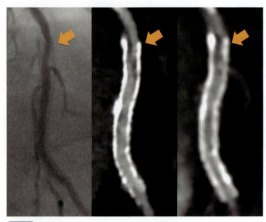

図6 冠動脈ステント内狭窄の描出

冠動脈ステントのステント内狭窄(矢印)の症例。CAG(左)ではステント内近位部に中等度の狭窄を認める。従来CT(右)ではステント内の評価は困難だが、超高精細CT(中央)ではステント内腔も評価可能になっている。

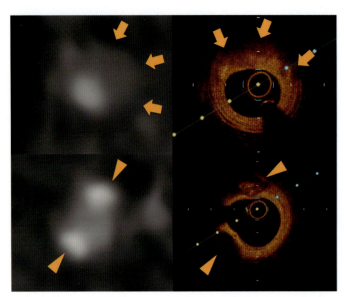

図7 超高精細CTでみた冠動脈プラーク

左列：超高精細CTによる冠動脈短軸画像
右列：同じ冠動脈の光干渉断層像
上段では脂質プラーク(矢印)、下段では石灰化プラーク(矢頭)をそれぞれ示している。

のプラークの評価を困難にさせる原因としてCTの空間分解能の低さが挙げられる。プラーク評価のゴールデンスタンダードと考えられるIVUS(分解能0.1～0.2mm)やOCT/OFDI(分解能0.01～00.2mm)と比較して、従来CTではスライス厚0.5～0.6mmでありプラーク評価に十分な空間分解能ということはできない。超高精細CTの空間分解能はIVUSの0.1～0.2mmに近づいてきており、より精度よくプラークを評価できるようになる可能性があると考える(図7)。

参考文献

1) Miller JM et al: Diagnostic Performance of Coronary Angiography by 64-Row CT. N Engl J Med 359 (22): 2324-2336, 2008

2) Meijboom WB et al: Diagnostic Accuracy of 64-Slice Computed Tomography Coronary Angiography. J Am Coll Cardiol 52 (25): 2135-2144, 2008

3) Budoff MJ et al: Diagnostic Performance of 64-Multidetector Row Coronary Computed Tomographic Angiography for Evaluation of Coronary Artery Stenosis in Individuals Without Known Coronary Artery DiseaseResults From the Prospective Multicenter ACCURACY (Assessment by Coronary Computed Tomographic Angiography of Individuals Undergoing Invasive Coronary Angiography) Trial. J Am Coll Cardiol 52 (21): 1724-1732, 2008

4) Yamashina A et al: Guidelines for Noninvasive Diagnosis of Coronary Artery Lesions Circ J 73: 1019-1089, 2009

5) Fihn SD et al: ACCF/AHA/ACP/AATS/PCNA/SCAI/STS Guideline for the Diagnosis and Management of Patients With Stable Ischemic Heart Disease: A Report of the American College of Cardiology Foundation/American Heart Association Task Force on Practice Guidelines, and the American College of Physicians, American Association for Thoracic Surgery, Preventive Cardiovascular Nurses Association, Society for Cardiovascular Angiography and Interventions, and Society of Thoracic Surgeons. Circulation 126 (25): e354-e471, 2012

6) Douglas PS et al: Outcomes of Anatomical versus Functional Testing for Coronary Artery Disease. N Engl J Med 372 (14): 1291-1300, 2015

7) Takagi H et al: Diagnostic performance of coronary CT angiography with ultra-high-resolution CT: Comparison with invasive coronary angiography. Eur J Radiol 101: 30-37, 2018

8) Raff GL et al: Diagnostic Accuracy of Noninvasive Coronary Angiography Using 64-Slice Spiral Computed Tomography. J Am Coll Cardiol 46 (3): 552-557, 2005

9) Dewey M et al: Noninvasive Coronary Angiography by 320-Row Computed Tomography With Lower Radiation Exposure and Maintained Diagnostic Accuracy: Comparison of Results With Cardiac Catheterization in a Head-to-Head Pilot Investigation. Circulation. 120 (10): 867-875, 2009

10) Douglas PS et al: Clinical outcomes of fractional flow reserve by computed tomographic angiography-guided diagnostic strategies vs. usual care in patients with suspected coronary artery disease: the prospective longitudinal trial of FFR_{CT}: outcome and resource impacts study. Eur Heart J 36 (47): 3359-3367, 2015

11) Puchner SB et al: High-Risk Plaque Detected on Coronary CT Angiography Predicts Acute Coronary Syndromes Independent of Significant Stenosis in Acute Chest Pain. J Am Coll Cardiol. 64 (7): 684-692, 2014

12) Cury RC et al: CAD-RADS™ Coronary Artery Disease–Reporting and Data System. An expert consensus document of the Society of Cardiovascular Computed Tomography (SCCT), the American College of Radiology (ACR) and the North American Society for Cardiovascular Imaging (NASCI). Endorsed by the American College of Cardiology. J Cardiovasc Comput Tomogr 10 (4): 269-281, 2016

13) Maroules CD et al: Coronary artery disease reporting and data system (CAD-RADS™): Inter-observer agreement for assessment categories and modifiers. J Cardiovasc Comput Tomogr 12 (2): 125-130, 2018

超高精細CT

超高精細CT序論：
臨床使用での経験を踏まえて

山城恒雄

琉球大学大学院 医学研究科 放射線診断治療学講座

● 超高精細CTスキャナとは

　CTの技術革新にはさまざまな要素・見地があるが、「より広範囲に（多列化）」「より高速に（時間分解能）」「より精密に（空間分解能）」の3要素が、スキャナ本体の革新における古典的なキーワードと思われる。この中で、すべてのCTメーカにより、多列化・高速化（時間分解能）に関しては21世紀に入ってから重点的に改良が加えられたが、興味深いことに「より精密に」という空間分解能に関する要素に関しては、全CTメーカともに0.5mmまたは0.625mmの検出器サイズのまま、約30年が経過してしまった。その間、逐次近似法の導入やdual energy技術の開発等、上記3要素以外の重要なCTの技術革新もあったが、約30年ぶりに他社に先がけて検出器サイズ自体の大幅な改良を行ったのが超高精細CTスキャナ『Aquilion Precision（キヤノンメディカルシステムズ社）』である。本スキャナは、キヤノンメディカルシステムズの前身である、旧東芝メディカルシステムズ時代より長年開発が進められ、同社CTの従来の検出器サイズが0.5mmであったものを、一気に0.25mmまで高精細化し（XYZの3方向ともに）、それに伴い管球側の焦点サイズ等に関しても大幅な改良を加えたものである。結果として、本スキャナは30年にわたりあまり進歩がなかった、CTの空間分解能の劇的な飛躍をもたらした（XY平面での最高の空間分解能は150μmとされる）。本邦を含め、すでに20弱の施設でこのAquilion Precisionが稼働しており、2019年にかけてさらに多くの施設が本スキャナを導入するものと思われる。

● 超高精細CTスキャナを臨床機として使用するに当たって工夫すべきこと

　DICOM画像において、通常のCT画像のマトリクス数は512を使用することがほとんどであろう。体幹部を撮影するとして、画像化の際に標準的な320mmのFOVを設定したとすると、320÷512＝0.625mmでピクセルサイズが規定される。すぐに気づくことが、超高精細CTの場合、せっかく検出器サイズが0.25mmであるのに、FOV320mm・512マトリクスの標準的なCT画像では、1ピクセル（0.625mm）の内部に複数の検出器からの情報が「まとまって」しまう可能性があることである。後述のとおり、実際はこのことはむしろ「512マトリクスの普通のCT画像」においても同スキャナの「長所」として作用するのだが、0.25mmの検出器からの情報を最大限活用するためには、①マトリクス数を1,024または2,048に増やし、320mm等の体幹部用のFOVであってもピクセルサイズを細小にする、または、②FOV自体を小さくし（ターゲット部を拡大画像にし）、512マトリクスであってもピクセルサイズを0.25mm以下にして、最高の分解能と同等にすることでこの懸念が解消される。

　なお1,024または2,048のマトリクスで画像を

作成した場合、DICOM1枚あたりのデータ量は512マトリクスデータの4倍または16倍となり、PACS・サーバへの負荷を考慮する必要がある。そのため、本スキャナを導入したほぼすべての施設で、超高精細画像データ専用の画像サーバを設置し、通常のPACS用の画像サーバとは分けて運用を行っている（ただし、超高精細CTスキャナが今後さらに普及すれば、すべてのPACSメーカも1,024マトリクスデータに対応せざるを得ないだろうことは自明である）。なお、ザイオソフト社など、複数のメーカはすでに1,024マトリクスデータへ対応したワークステーションの開発・販売を始めている。

琉球大学医学部附属病院での超高精細CTの使用

2017年8月1日に、世界で8番目（本邦で7番目）の施設として同スキャナの稼働を始めた琉球大学医学部附属病院では、月間400〜500件程度の症例をAquilion Precisionで撮影している。当院では、原則として超高精細（super high resolution = SHR：XYZの3方向ともに0.25mmの検出器サイズ）モードまたは高精細（high resolution = HR：XY平面は0.25mm、Z軸方向は従来同様の0.5mm）モードのみを使用して撮影を行っており、従来機と同等とされるnormal resolution（NR：3方向ともに0.5mmの検出器サイズ）モードはほぼ使用していない。SHRモード、HRモードともに、XY平面の検出器サイズは0.25mmであり、0.5mmであった従来機に比して細かな構造物の描出能に優れている。

中内耳CT（聴器CT）：超高精細CTの「独壇場」

中内耳CTはそもそも左右別にFOVをかなり小さくして（拡大画像として）画像化するので、PACSに転送するのに支障のない、通常の512マトリクス画像でも十分に超高精細CTスキャナの高い空間分解能を体感できる。

中内耳CTを撮影する際には、各種の微細な構造物を観察することになるが、耳小骨再建術の際に最も重要な構造物である「あぶみ骨」は、そも

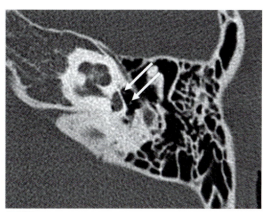

図1 Aquilion Precisionで撮影した中内耳CT（0.25mm厚）
細いあぶみ骨前後脚（矢印）が完璧に描出されている。

そも全長3mm程度のごく細い骨であり、このあぶみ骨は0.5mm厚以上の従来のCTでは、なかなか完璧な観察が難しかった。あぶみ骨は、「掴む部分が三角形のつり革」に似た構造物であり、「掴む部分」に前後脚・底板が存在し（底板が卵円窓に接続）、掴む部分の上の「ぶら下がっている紐」に相当する部分が頭部・頸部と呼ばれる（あぶみ骨頭がきぬた骨長脚と約90度の角度で接続＝きぬたあぶみ関節）。あぶみ骨は、少なからず太さの個人差も存在し、細い小児例などでは従来のCTスキャナ（コーンビームCT含む）では前後脚が明瞭に見えないことも多い。一方、超高精細CTスキャナでは、あぶみ骨の全長の詳細な観察が可能であり、ほぼ全例において、きぬたあぶみ関節の形状、あぶみ骨前後脚が明瞭に描出される（図1）。このため、同骨の奇形や骨折、きぬたあぶみ関節の脱臼などを含め、従来とは比較にならない精度で画像診断を行うことが可能になった。あぶみ骨以外にも、「あぶみ骨筋腱」「鼓索神経」「耳小骨周囲の靭帯構造」などがおおむね描出されるようになっており、従来は耳鼻科医が手術の際にのみ確認できたようなこれらの構造物の異常を、術前に診断・予想することが可能になり始めている。これに伴い、耳鼻科医からの依頼書にも、以前に比して細かい構造物に対する言及・読影依頼が書かれるようになっている。

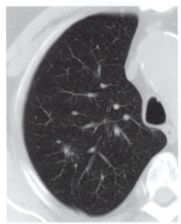 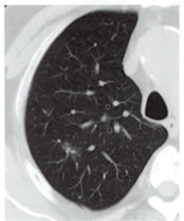 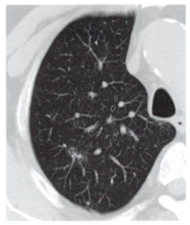

LightSpeed VCT（GE）
関数'Chest', 264mAs

Aquilion ONE
関数'FC14-H', 108mAs

Aquilion Precision
関数'FC13-H', 155mAs
（HRモード）

図2 Aquilion Precisionと従来機での、5mm厚の胸部CTの違い（同一患者）

● 胸部CT：
通常の512マトリクス・1mm、5mm厚でも従来機と異なる画質

　超高精細CTで撮影された胸部CTの画像を観察すると、いくつかの特長が感じられる。1,024・2,048マトリクスデータでの、微細病変・末梢の気管支の視認性の向上に関しては、すでに大阪大学のチームより伸展固定肺を用いた論文が出版されているが[1]、通常のPACSに転送される512マトリクスデータであっても、1mm・5mm厚の画像は従来機に比して格段に画質が向上している。この画質の向上は、XYZ3方向ともに0.25mmの検出器サイズであることに由来する。上記の「ピクセルサイズに対する留意」に鑑みると相当に逆説的な言い方になるが、たとえピクセルサイズが0.625mmであったとしても、極小の検出器から得られた情報はかなりの精度で画像に反映されている。たとえば5mm厚の「普通のCT画像」であるが、従来であれば胸膜直下の領域は微細な血管・気管支等はほぼ描出されない。しかし超高精細CTスキャナで撮影した場合、胸膜直下の末梢の肺内構造物が512マトリクス・5mm厚の画像でも明瞭に視認され、末梢気管支に起因する病変等が容易に認識できる（図2）。当然ながら512マトリクス・1mm厚の画像では、さらに病変の描出能が向上しており、従来はノイズか病変か判然としなかったような軽微な肺気腫・間質性変化等が明瞭に評価できる（図3）。また、すりガラス病変と充実部が混在するような肺腺癌の境界（正常部と病変部、すりガラス部と充実部）に関してもより正確に認識できるようになったと思っている。1024マトリクスデータに関しては、ワークステーションでの気管支や肺血管の自動抽出において、明らかに512マトリクスデータより細い（末梢の）気管支・肺血管が観察できるようになっており、バーチャル気管支鏡等の領域で今後威力を発揮するものと思われる。

● IVR術前のCTアンギオ：
より明瞭な血管の描出

　当院では頭頸部腫瘍の選択的動注化学療法の術前などで、超高精細CTスキャナを用いてCTアンギオ画像を作成している。512マトリクスデータであっても、0.5mmまたは0.25mm厚のデータに基づき3D画像をワークステーションで作成してみると、従来では抽出できなかったような細い動脈が自動抽出され（図4）、栄養動脈の特定もより容易になった。結果として、IVR前の栄養動脈のマッピングの精度が飛躍的に向上し、より効果的な動注化学療法が可能になっている。

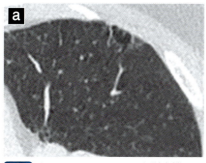
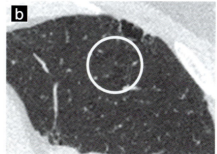

図3 Aquilion Precisionと従来機での、1mm厚の胸部CTの違い（同一患者）
a：Aquilion ONE
b：Aquilion Precision
従来機ではノイズやアーチファクトで不鮮明だった、小葉中心性肺気腫がAquilion Precisionで描出される（円内）。

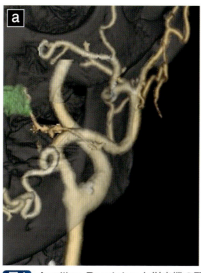
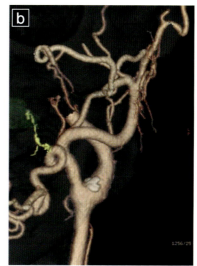

図4 Aquilion Precisionと従来機の頸部CTアンギオグラフィーの違い（同一患者。同一のワークステーションを使用）
a：Aquilion ONE
b：Aquilion Precision
Aquilion Precisionではより細い動脈が自動抽出されている。

おわりに

2017年8月より当院で稼働している超高精細CTスキャナ『Aquilion Precision』は、従来機に比して圧倒的な空間分解能を有しており、その実力は種々の領域でいかんなく発揮されている。今後、多数の論文でその実力がエビデンスとして蓄積されていくことであろうが[2, 3]、「従来見えなかったものが見える」ことにより、画像診断の質の大幅な向上に寄与するであろうことは疑いない。

参考文献

1) Hata A et al: Effect of matrix size on the image quality of ultra-high-resolution CT of the lung: Comparison of 512 × 512, 1024 × 1024, and 2048 × 2048. Acad Radiol 2018 [online first]

2) Yoshioka K et al: Ultra-high-resolution CT angiography of the artery of Adamkiewicz: a feasibility study. Neuroradiology 60: 109-115, 2018

3) Takagi H et al: Diagnostic performance of coronary CT angiography with ultra-high-resolution CT: Comparison with invasive coronary angiography. Eur J Radiol 101: 30-37, 2018

低線量

超低線量CTについて

岡田宗正
山口大学医学部附属病院 放射線部

● はじめに

　経済協力開発機構（Organisation for Economic Co-operation and Development：OECD）加盟国で、放射線検査の把握が可能な国々の中で、わが国は画像診断機器の普及率が最も高い。しかし、年々増加する医療被ばくに対応するために、原子放射線の影響に関する国連科学委員会（United Nations Scientific Committee on the Effects of Atomic Radiation：UNSCEAR）、国際放射線防護委員会（International Commission on Radiological Protection：ICRP）、国際原子力機関（International Atomic Energy Agency：IAEA）、世界保健機関（World Health Organization：WHO）といった国際機関や団体が協力して、エビデンスベースの医療放射線防護の実現に向けた検討が行われており、その対策の1つが、防護の最適化のための診断参考レベル（Diagnostic Reference Level：DRL）の適用と普及である。DRLは、超えてはならない線量値（線量限度）ではなく、優れた診療と劣った診療の境界でもない。各施設で用いている典型的な線量がDRLを超えているか判断し、もし超えていれば、検査時の線量が最適化されているかどうか見直し、使用機器の性能やプロトコル（撮影条件）などを再考し、より適正な線量の使用に向けた対策を講じるための機会となる。現在、CTの標準的撮像条件は120kVの管電圧を用いたものがstandard dose CTとされているが、機器の進歩により時代とともに"標準的（standard）"は変化するものと思われる。

● CT被ばく低減について

　CT機器の被ばく低減法には、①検出器の素子の感度を上げることと、②最適な線量コントロールとがあり、auto exposure control（AEC）機構を用いて最適な画像を得る必要がある。AEC機構とは、位置決め撮影で得られた被検者の体型を認識し、撮影中にリアルタイムで検出器が受光するフォトン量を計測しながらX線の出力を自動調整することにより被ばくを低減し、体格に合った最適画像を行う方法である[1]。

　近年、新たな被ばく低減のアプリケーションとして、光学的な手法を用いた逐次近似画像再構成法があり、低線量で撮影されたCT画像の画質改善が図られている。低線量CTには、管電圧を下げた低管電圧CT（low kV CT）と管電流を下げた低管電流CT（low mAs CT）とがあり、各施設の使用機種により運用は異なる。さらに、特殊な金属フィルタを用いることでさらなる低被ばくでのCT撮影を可能とした撮影法の1つが、錫フィルタを用いて単純X線と同程度（X-ray equivalent）の被ばく量で撮影可能な超低線量CTである。

● 錫フィルタを用いた超低線量CT

　錫（Tin、元素記号：Sn）は、鉛と同じ第14族元素で原子番号は50である。この錫フィルタを

使用し100kV（Sn100kV）や150kV（Sn150kV）でCT撮影ができる。Sn100kVでは、画像化に寄与しない30〜60keVの低エネルギー成分のX線が除去され、50〜100keVの狭い巾のX線エネルギーでCT撮影が可能となる（図1）。Sn100kVでCT撮影を行った場合の実効エネルギーは、当院のファントム実験では通常の120kVの平均実効X線量より高く、狭い有効なスペクトラムのX線エネルギーのみを用いてCT撮影されていることになる。また、Sn150kVも同様であるが、Sn100kVと比較して高い線量も用いているため、管電流を極端に下げて撮影することで被ばく低減ができる。Snフィルタが搭載されているCT機器には、Siemens社のSOMATOM ForceやDrive、goなどがある。当院に設置されているSOMATOM Forceでは、最大で2×1,300mA（2,600mA）の管電流で撮影可能なX線管球（VECTRON管球）と、感度が向上したStellar検出器が搭載されており、超低線量でもコントラストの良好な画像が得られる。

　低線量CTや超低線量CTの定義ははっきりしないが、今回単純写真と同程度の被ばく量（X-ray equivalent）で撮影されたCT画像を超低線量CTとして説明する。単純X線写真の被ばく量は、DRLs 2015（http://www.radher.jp/J-RIME/report/DRLhoukokusyo.pdf）で、胸部単純X線正面像は0.3mGy、腹部単純X線像は3.0mGyとされており、これらを参照し解説する。

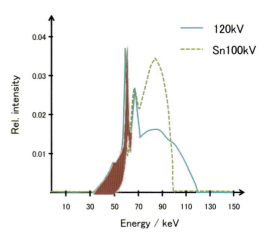

図1 120kV CTおよびSn100kV CTのエネルギースペクトル

120kV CTでは30keVから120keVの広いエネルギースペクトル巾のX線を用いてCT検査されているが、Sn100kV CTでは30〜60keVの低エネルギースペクトル領域が削減され、50〜100keVの狭いエネルギースペクトルでCT検査が行われている。

胸部CT画像

　胸部CT画像は、肺野条件と縦隔条件とに分けられるが、肺野条件は肺胞の低吸収域と気管と血管からなる軟部影とからなる画像で、Sn100kVでの撮像に適した画像である。胸部のstandard dose CT（120kV）像とSn100kVのCT画像とを比較すると、同一症例では似たような画像となる（図2）。また、肺野の低吸収域の容積評価では、Sn100kVCTとstandard dose CTとでは良好な相関があるとされており[2]、今後肺野の定量的評価においてもSn100kVを用いた超低線量CT像が使用できる。

　胸部単純X線写真正面像のDRLは0.3mGyで、CTの被ばく量の指標にvolumetric CT dose index（$CTDI_{volume}$：mGy）とdose length product（DLP：mGycm）がある。従来の120kV、200mAで胸部CTを撮影した場合、被ばく量は$CTDI_{volume}$で14.6mGy、DLPで667mGycmとなる（図2a）。しかし、Sn100kV CTでは、84mAで$CTDI_{volume}$は0.3mGy、DLPは10.4mGycmとなり（図2b）、被ばく量はstandard dose CTの1/64となり、胸部単純X線写真と同程度となる。

　頻回に胸部単純X線写真の撮影が必要な救急の場でも、胸部単純X線写真と同程度の低被ばくで胸部CT画像が得られたなら、詳細に病態が把握できる。臨床的に、循環動態が悪化すれば、再度超低線量CTを撮影すれば、より多くの情報が得られる。

　また、検診で活用すれば、胸部単純X線写真では検出できない小さな肺病変が検出でき、病気の早期発見につながる（図3）。今後は目的に応じ、また日本人の体格に最適な管電流の設定が必要となる[3]。

　しかし、問題点として、1枚の画像で全肺を観察できた胸部単純X線写真と置き換わると、多くのCT画像を読影する必要があり、読影医の不足

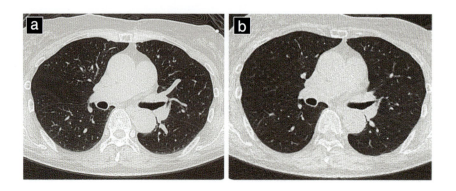

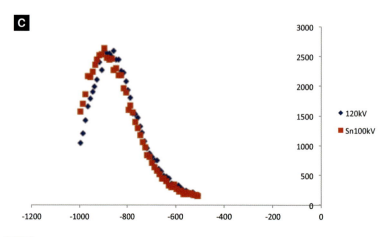

図2 60歳代、女性の胸部CT（120kV CTとSn100kV CT）

a：120kV CT（201mA）
b：Sn100kV CT（84mA）
c：肺野のヒストグラム
同一患者の胸部CT肺野条件では、a（$CTDI_{volume}$：14.6mGy、DLP：667mGycm）とb（$CTDI_{volume}$：0.3mGy、DLP：10.4mGycm）とでは、同一断面では似た画像となる。同一肺野での低吸収域の割合（ヒストグラム）では、低吸収域の割合がSn100kV CTで若干増加しているが、似た形態である（C）。

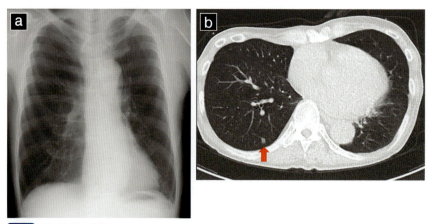

図3 70歳代、男性

a：胸部単純X線写真正面像
b：Sn100kV CT（85mA）
a（DRL：0.3mGy）では明らかな肺結節はわからないが、bでは胸部単純X線写真と同定の線量（$CTDI_{volume}$：0.3mGy、DLP：14.4mGycm）で右下葉の淡い結節が指摘可能である。

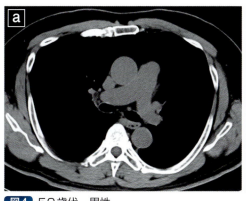 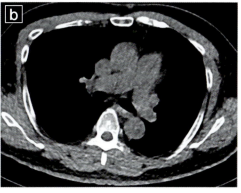

図4 50歳代、男性
a：120kV CT
b：Sn100kV CT
120kV CTでの胸部上行大動脈内腔の平均CT値は43.8HU（標準偏差は8.4HU）となる（a）。Sn100kV CTでは44.4HU（標準偏差：15.8HU）となる（b）。縦隔条件では、120kV CTとSn100kV CTとでは大動脈内腔のCT値は似ているが、ノイズ（標準偏差）はSn100kV CTで高値となる。

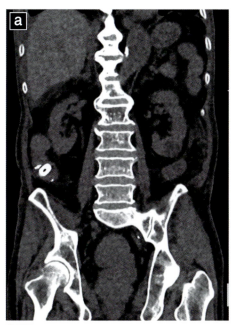 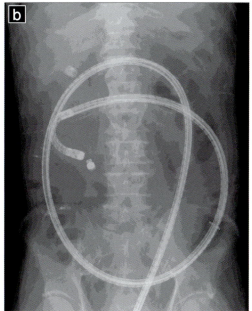

図5 80歳代、男性
a：Sn150kV CT（19mA）
b：腹部CR
消化管出血に対して施行された、パテンシーカプセル検査後。Sn150kV CT（19mA）では、$CTDI_{volume}$が0.57mGy、DLPが32.0mGycmの超低線量撮影で同カプセルの位置確認ができる（a）。

が問題となる。小さな肺結節の病的意義を正確に判断する必要があり、判断が適切ではないと無駄な医療費の増加にもつながる。Sn100kVは、特に肺野の観察には適しているが、周囲組織とのコントラストの少ない縦隔条件では、現行の逐次近似再構成法を用いた場合であっても、従来のstandard dose CT画像と比較して画質が劣る（図4）。今後、超低線量CTが肺病変を主体として診断するか、縦隔を含めた胸部全体に応用するかは、機械学習などを含めた新たな画像再構成法の登場が待たれる。

● 腹部CT画像

腹部は実質臓器と管腔臓器および腹腔内脂肪織からなり、腸管内ガスを強調するCT colonographyや腹部実質臓器より著明に高吸収を呈する金属異物の検出やヨード造影剤等の排出などを描出する撮像条件には適している。しかし、縦隔同様にコントラストの差が少ない肝実質等の微細な吸収値の差を評価する場合には、Snフィルタを用いた超低線量CTは現時点では不向きである。

腹部CTでは、Sn100kVとともにSn150kVを用いた超低線量CTが利用でき、現在被ばく低減のため限られた撮影に応用されている。その1つに、消化管開通性評価に用いられる消化管開通性確認用カプセル（パテンシーカプセル）の位置確認がある。従来、腹部単純X線で位置確認がされていたが、小腸内か結腸内か判断に苦慮される場合もあった。そのような場合はstandard doseで腹部CTが施行されているが、当院low kVの低管電圧撮影（low kV CT：70 or 80kV）またはSn150kVを用いた超低線量CTで位置確認が行われている。Sn150kV（19mAs）では、$CTDI_{volume}$が0.57mGy、DLPが32mGycmの超被ばくで検査できる。

腹骨盤部のCT検査では、Snフィルタを用いた超低線量CT検査は限定的で、当院では主として低管電圧撮影（70kVや80kVなど）が広く用いられている。低管電圧撮影では、造影効果が向上することから造影剤を減量でき、大動脈疾患（大動脈瘤や解離）の経過観察などに広く用いられている。動脈硬化例では、腎機能障害も併発していることがあり、造影剤減量には大きなメリットがある。

● まとめ

低被ばくでCT検査ができれば、検査を依頼した医師や被験者も安心できる。しかし、被ばく低減に固執すれば画質の劣化を来たし、病変の見逃しにもつながる危険性があり注意が必要である。そのため、Snフィルタを用いた超低線量撮影ができる施設では、その適応をよく検討し臨床応用する必要がある。

今後は、逐次近似法に加え人工知能などを用いてさらに進歩した画像再構成システムの開発により画質が改善されれば、被ばくを気にせずにCT撮影ができる時代が来ることが期待される。

参考文献

1) Mulkens TH et al: Comparison of low-dose with standard-dose multidetector CT in cervical spine trauma. Radiology 237: 213-223, 2005
2) Messerli M et al: Emphysema quantification and lung volumetry in chest X-ray equivalent ultralow dose CT-Intra-individual comparison with standard dose CT. Eur J Radiol 91: 1-9, 2017
3) Martini K et al: Ultralow-dose CT with tin filtration for detection of solid and sub solid pulmonary nodules: a phantom study. Br J Radiol 88 (1056): 20150389, 2015

低線量

低線量肺がんCT検診
―施設認定制度の開始

村田喜代史
NPO法人肺がんCT検診認定機構 代表理事／滋賀医科大学 放射線科

● はじめに

　肺がんCT検診認定機構では、日本国内における低線量肺がんCT検診の標準化を進めるために、2009年（平成21年）4月の本認定機構の設立以来、その実践主体となる医師や技師の認定制度を進めてきた。現在、1,346名の医師、1,250名の技師を認定するに至っているが、さらに、これらの医師や技師によって標準的な肺がんCT検診が実践されることを保証する認定施設の構築に向けて認定要件等の検討を進め、2018年（平成30年）4月より施設認定制度を開始した。本稿では、この制度の概要と課題について概説するが、最初に肺がんCT検診の歴史を簡単に振り返りながら、その背景を述べたい。

● 肺がんCT検診施設認定制度の背景

　CTを用いて肺癌をスクリーニングするというアイデアや研究は、ヘリカルCTが登場した1990年代の日本において始まり、その後に発表された、いくつかの研究で、胸部X線写真による検診に比べて数倍多くの肺癌が検出されることが明らかになった[1,2]。ただ、費用や検査体制、X線被曝などの課題とともに、本当に死亡率低下につながるのかという根本的な問いに対するエビデンスがなかったために、医療あるいは保健事業として推奨されるまでには至らなかった。ところが、その後のCT技術の進歩は目覚ましく、MDCTの導入による高速化や薄層化、あるいは種々のCT被曝線量低減技術の導入によって、技術面の課題は大きく改善され、さらに2011年に米国での重喫煙者における低線量肺がんCT検診のランダム化比較試験（National Lung Screening Trial：NLST）の結果が報告され、従来の胸部X線写真による検診と比較して20％の死亡率減少効果があることが示された[3]。

　このような背景を受けて、2013年頃から米国において発表された、いくつかのガイドラインや勧告において、低線量肺がんCT検診が推奨されるようになり、2015年には米国の公的医療サービス機関であるCMS（Centers for Medicare and Medicade Services）において、年1回の肺がんCT検診の費用を負担することが認められた。さらに、ACR（American College of Radiology）はCMSと連携し、国家的な放射線データ管理事業の一環として、肺がんCT検診の登録を開始するとともに、標準化を行うために"ACR Lung Cancer Screening Center"という施設認定制度を立ち上げた。有効性があると判断されると国全体で医療制度を急速に変更していく米国のパワーとスピードには驚かざるを得ない。

　一方、日本では、肺がんCT検診は、医療機関での個人検診、自治体による住民検診、あるいは企業による福利厚生事業といったさまざまな形態で実施されてきたが、その実施条件等は個々の施設の判断に委ねられている。その結果、日常臨床で用いるCT撮影条件で肺がん検診が実施されて

表1 肺がんCT検診における施設認定要件（NPO法人肺がんCT検診認定機構 2018.4）

①CT装置ならびにCT撮影に関する要件　　④CT検診の精度管理に関する要件
②CT検診実施者に関する要件　　　　　　⑤CT検診の安全管理に関する要件
③CT検診の実績に関する要件

表2 CT装置ならびにCT撮影に関する要件

1. 装置
・4列以上の多列検出器型CT（MDCT）

2. 撮影条件
・標準体型の受診者（BMI20～22）で、$CTDI_{vol}$が2.5mGy以下となる撮影条件で検査
・呼吸停止時間が15秒以下の深吸気位で撮影
・スライス厚は5mm以下、スライスピッチはスライス厚以下で撮影
・認定後の義務：毎年、機構が定めるフォーマットに従い、指定された期間の連続した20名の線量指標（$CTDI_{vol}$、DLP）を機構に報告

3. CT画像評価
・男性2名（標準体型ならびにBMI25以上の体型）の肺がん検診受診者のCT画像のDICOMデータを線量指標とともに機構に提出し、審査に合格
・認定後の義務：機構指定の胸部標準ファントムのCT画像のDICOMデータを線量指標とともに機構に、2年以内に提出

いたり、あるいは不十分な画質条件で検診が行われているといった問題が指摘されている。検診の質が担保されていなければ、検診精度自体が低下する恐れがあることから、肺がんCT検診の実施体制の標準化を進めていくことは喫緊の課題であり、また今回肺がんCT検診認定機構が開始した施設認定制度の最大の目的でもある。

施設認定制度の概要

認定施設に求められる要件は、**表1**に示すように、5つの要件から成り立っている。以下に各項目の概要を述べる。

1）CT装置ならびにCT撮影に関する要件

CT装置ならびにCT撮影に関する要件は、項目が多いので、**表2**に示す。個々の条件はACR（**表3**）や米国でのがん診療ネットワークの1つであるNCCN（National Comprehensive Cancer Network）で求めている要件を参考に、現在の日本の現状も考慮して定めた（**表4**）。

CT装置に関しては、通常の呼吸停止下で全肺の5mm厚の連続スライスが得られる最低限のCT装置として4列以上のMDCTとしたが、現在の標準的なMDCTは64列となってきており、今後検診施設での機器更新に伴って、MDCTの機種が問題になることはなくなるように思われる。

本認定機構では、CT撮影における標準体での$CTDI_{vol}$を2.5mGy以下とした。ACRやNCCNでは、欧米での成人の標準体（身長170cm、体重70kg）において、3.0mGy以下と規定している。しかし、日本人の成人の標準体は身長160cm、体重60kgであることを考慮し、また小林ら[4]が、ファントムを用いた研究で、95%の読影医が肺がんCT検診の画質として許容できる$CTDI_{vol}$は2.5mGyであったことを報告していることから、本要件では上限$CTDI_{vol}$値として2.5mGyを採用した。

スライス厚に関しては、ACRやNCCNと大きく異なり、5mm以下としている。これは、実際の住民検診等における多数例での読影業務の負担を考えると、スライス数が少ない5mmが許容できれば許容すべきであるという考えに基づいている。検診で拾い上げるべき結節の大きさに関して、

表3 成人肺がんCT検診に対する技術要件（ACR）

スキャン・パラメータ	要件	スキャン・パラメータ	要件
スキャナー・タイプ	4列以上のMDCT	再構成画像スライス間隔	スライス厚以下
kV	100〜140	再構成アルゴリズム	標準（縦隔、肺野）
mAs	$CTDI_{vol}$を満たすように、kVpと組み合わせる	$CTDI_{vol}$	3mGy以下（標準体型）
管球回転速度	0.5秒以下	患者サイズによる条件調整	手動、あるいは自動
ピッチ	0.7〜1.5	スキャン範囲	肺尖から肺底まで
呼吸	1回呼吸停止 深吸気位	FOV	肋骨外1cm
スキャン時間	15秒以内	画像表示	肺野、縦隔
再構成画像スライス厚	2.5mm以内 1mm以下が望ましい	付加画像	MPR、MIPが望ましい

ACRのホームページより引用改変

表4 主要技術的要件の比較

	肺がんCT検診認定機構	ACR	NCCN
MDCT	4列以上	4列以上	16列以上
スキャン時間	15秒以下	15秒以下	10秒以下
再構成画像スライス厚	5mm以下	2.5mm以下（1mm以下が望ましい）	2.5mm以下（1mm以下が望ましい）
再構成画像スライス間隔	スライス厚以下	スライス厚以下	スライス厚以下
$CTDI_{vol}$	2.5mGy以下（標準体型）	3mGy以下（標準体型）	3mGy以下（標準体型）

ACRとNCCNのホームページより引用改変

NLSTでは4mm以上の結節を陽性としたが、偽陽性が数多く発生することが明らかとなり、現在のACRで定める結節の取り扱い基準であるLung RADSやNCCNのガイドライン、また日本CT検診学会が提唱する肺結節の判定基準[5]では、6mm以上の結節を陽性とする基準が一般的である。6mm以上の大きさの結節であれば、5mm厚スライスのCTで陰性となるとは考えにくいことから、本要件の5mm厚スライスは許容されると考えている。ただ、肺野結節のCTフォローアップでは、大きさとともに、すりガラス結節と充実結節を区別してフォローする必要があり、この点で、5mm厚スライスは不正確になる可能性がある（**図1**）。したがって、5mm厚スライスを用いる場合は、みつかった結節に対して薄層CTで結節の種類を正確に評価する必要があることを強調しておきたい。

施設認定されるためには、申請施設で撮影された男性2名（BMI 20〜22の標準体、ならびにBMI 25以上の肥満体）のCT画像をDICOMファイルで本認定機構に送り、その画像が審査委員によって、合格と判定されなければならない。

また、今回の要件で重要なことは、認定時の臨床画像評価だけでなく、合格後、2年以内に機構

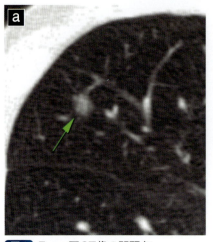 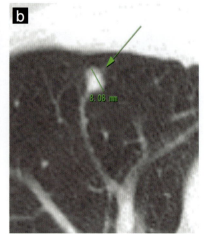

図1 5mm厚CT像の問題点
a：すりガラス結節
b：充実結節
小型の充実結節では、5mm厚スライスを用いた場合、辺縁部が部分容積効果ですりガラス影として描出される場合があり、充実結節とすりガラス結節の区別や、充実部分の正確な計測が難しくなる。

認定のファントムの画像データの提出することと毎年の連続20名の線量指標（$CTDI_{vol}$とDLP）を報告することが義務化されている点である。

2) CT検診実施者に関する要件

CT検診実施者に関する要件では、CT検診責任者が定められ、その責任者が検診全体を管理し、適時監視と指導を実施することを求めている。認定医師と認定技師は1名以上が在籍している必要があるが、認定医師については常勤・非常勤は問わない。また判定は二重判定が行われ、その内の1人は認定医師であることとしている。

3) CT検診の実績に関する要件

CT検診の実績に関する要件は、年間50例以上の肺がんCT検診が実施されていることである。

4) CT検診の精度管理に関する要件

精度管理に関する要件では、統計データとして、年度ごとの男女別の受診者数、要精検率および精検結果判明率等が得られている必要がある。またCT検診に係る検討会が年1回以上開催されており、その記録が保存されていることも求めている。さらに、認定後も、同様の年間データを本認定機構に報告しなければならない。

5) CT検診の安全管理に関する要件

CT検診の安全管理に関する要件は、検診施設として管理体制が組織化されていることを求めている。CT装置は保守契約が結ばれ、専門業者により定期的に点検され、また使用者側の要件として、始業・終業時の点検が実施された記録が保存されていることが必要である。

● 施設認定までの流れ

図2は、施設認定制度に係る運用体系の全体像を示したものである。以下、認定までの流れを解説する。

各施設は本認定機構のホームページにアクセスし、医療機関情報等を入力し、いわゆるマイページを作成する。マイページが正確に作成されると登録されているメールアドレスに本認定機構事務局より確認メールが送られる。

申請施設は、男性2名のCT画像（線量情報を含む）を匿名化し、CDRまたはDVDに保存し事務局に送付する。なお、認定後2年以内に所定の胸部標準ファントムのCT画像提出が義務化されているが、当該ファントムは本認定機構側より貸出するシステムが構築されている。

各施設から提出されたすべてのデータを基に、

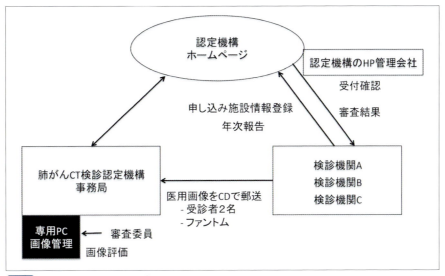

図2 肺がんCT検診施設認定システム

定期的に開催される審査委員会により審査が行われる。提出されたCT画像および線量情報はすべてデジタル的に処理され、専用のアプリケーションを用いてデータベース化される。審査結果は本認定機構事務局より電子メールにて送信される。合格した施設には認定証の発行手続き、本機構ホームページでの公開承諾等について確認連絡が行われる。また不合格の施設には、施設認定委員会から、その理由と改善のためのコメントが送られる。

認定条件の課題

1) $CTDI_{vol}$ "2.5mGy" の妥当性

本認定機構では、CT撮影における標準体での$CTDI_{vol}$を2.5mGy以下と規定した。ACRおよびNCCNにおける3.0mGyより小さいが、標準体が欧米と日本で異なることを考慮すると妥当と考えられる。また、本機構が実施した事前の施設認定アンケート調査（2017年11月実施）によれば、148施設中85施設、約60％の施設で$CTDI_{vol}$は2.5mGy以下と回答している。

一方で、同調査において20施設で$CTDI_{vol}$は10mGy以上との回答が得られている。また瀧澤ら[6]は、人間ドックを主体とする施設では、約70％は50mA以上の管電流で撮影が行われていると報告している。その主な理由は、医師または技師のより良い画質を得たいという考えのためと思われるが、肺がんCT検診を受診する大多数が健常人であることを考えると、通常診療で用いられる線量レベル、いわゆるわが国の診断参考レベル（DRLs, $CTDI_{vol}$：15mGy）[7]に近い線量での肺がんCT検診には妥当性がないことを、本施設認定事業を通して啓蒙していく必要があると考えている。

現在のCT装置を用いた低線量CTでは、最善の画質とはいえないまでも、肺がん検診にはまったく問題がなく、また縦隔病変の検出も可能な画質のCT像が提供されている（図3）。肺がんCT検診を保健事業として定着させていくためには、被曝線量低減への配慮が特に重要である。

2) スライス厚 "5mm" の妥当性

認定要件の項でも述べたように、5mmのスライス厚を用いた場合には、小結節におけるすりガラス部分と部分容積効果によるすりガラス影の区別が困難な症例が発生し、充実成分の大きさの評価は不十分と想定される。この理由からと思われるが、ACRやNCCNの標準プロトコルでは、スライス厚は2.5mm以下と規定され、いずれも1.0mm以下を推奨している（表4）。

読影症例数が少ない施設では、基本的には、薄層スライスを用いる方向に進めるのが良いと考えられるが、一方、5mm厚スライスを用いる場合

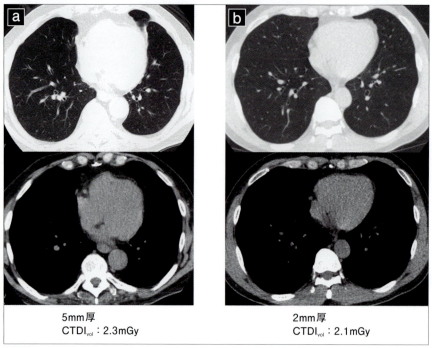

図3
a：低線量胸部CT像
b：逐次近似画像再構成

には、小結節に対して薄層スライスによる高分解能CT（HRCT）による精査が追加される体制なのかどうか、フォローアップCTがどのように行われる体制なのかを確認する必要があると思われる。少なくとも5mmスライス厚CTのみでの肺がんCT検診フォローアップでは、その判定に問題があることに留意する必要がある。

● おわりに

肺がんCT検診における施設認定制度の現状を今後の課題も含め報告した。今回設定した施設認定基準は先行する米国ほど厳しいものではない。これは、厳しい条件を設定して、ふるい落とすのではなく、小規模でも懸命に実施されている施設を認定施設として組み入れていく方が、日本の肺がんCT検診全体の標準化のためにより重要であると考えたからである。少しでも多くの施設に認定申請をしていただきたいと願っている。

参考文献

1) Kaneko M et al: Peripheral lung cancer: screening and detection with low-dose spiral CT versus radiography. Radiology 201: 798-802, 1996
2) Sone S et al: Mass screening for lung cancer with mobile spiral computed tomography scanner. Lancet 351: 1242-1245, 1998
3) The National Lung Screening Trial Research Team: Reduced lung-cancer mortality with low-dose computed tomographic screening, N Engl J Med; 365(5): 395-409, 2011
4) 小林　健ほか: 低線量CT肺がん検診における被曝線量と許容画質の検討. J Thorac CT Screen 21: 30-35, 2014
5) 日本CT検診学会: 低線量CTによる肺がん検診のハイ結節の判定基準と経過観察の考え方. 第5版, 2017
6) 瀧澤弘隆ほか: 日本人間ドック学会会員施設における胸部CT検診に関する実態調査報告. 人間ドック 24(3): 7-14, 2009
7) DRLs 2015の報告書「最新の国内実態調査結果に基づく診断参考レベルの設定」: 医療被ばく研究情報ネットワーク　平成27年6月7日制定 http://www.radher.jp/J-RIME/report/DRLhoukokusyo.pdf

Workstation－治療（手術）支援画像を極める／Dual Energy CT と造影剤注入装置

Workstation－治療（手術）支援画像を極める

- Oncology領域における「Vitrea」のアプリケーションとAI技術の応用／
  キヤノンメディカルシステムズ株式会社 ……………………………………………………… 124

- Dual Energy画像を用いた診断・治療支援について／
  GEヘルスケア・ジャパン株式会社 …………………………………………………………… 128

- ハードとソフトの融合によるシーメンスCT技術の活用／
  シーメンスヘルスケア株式会社 ………………………………………………………………… 133

- IntelliSpace Portal Ver.10によるスペクトラル解析を用いた
  Multi Modality Tumor Tracking／
  株式会社フィリップス・ジャパン ……………………………………………………………… 138

- Ziostation2の最新アプリケーション／
  ザイオソフト株式会社 …………………………………………………………………………… 144

- 手術支援における画像処理、解析結果配信機能の紹介／
  富士フイルムメディカル株式会社 ……………………………………………………………… 149

Dual Energy CT と造影剤注入装置

- LDIによって得られるTECの再現性
  ―変わりゆく検査手法において造影効果を適切に得るために―／
  株式会社根本杏林堂 ……………………………………………………………………………… 154

Workstation－治療（手術）支援画像を極める

Oncology領域における「Vitrea」のアプリケーションとAI技術の応用

前田達郎[*1]／荒木田和正[*1]／束村智浩[*2]
キヤノンメディカルシステムズ株式会社　ヘルスケアIT開発センター[*1]／
同　ヘルスケアIT第二事業部[*2]

はじめに

　近年画像診断装置の活用は、撮影範囲の拡大、解像度の向上や多重エネルギー画像の応用等により、診断だけでなく治療の計画や効果判定など多くの用途で用いられるようになってきた。さらにこれら画像診断装置からの画像データのポテンシャルを向上させ、より有効的な診断、治療方針の決定に結びつけるための後処理を担う画像処理ワークステーションも同様に進化を続けている。当社の画像処理ワークステーション「Vitrea」は20年来に亘り培われてきたVital Images社の3次元画像解析技術をベースに、2015年当社グループ入りしたOlea Medical社のBayesianアルゴリズムに代表される先進的解析アルゴリズムを搭載したクロスモダリティワークステーションとして世界各国多くの医療施設、研究施設にて、その用途を広げている。

　Oncology領域におけるCT画像を用いた解析は、腫瘍の抽出、性質判定、経時的差分から診る治療効果判定、腫瘍に対する栄養血管抽出による治療ナビゲーションなど多岐に亘る。また、近年さまざまな分野から注目されているAI技術の応用も特筆すべき事項となってきた。以下にOncology領域に関する「Vitrea」の代表的なアプリケーションと、同領域に対するAI技術の応用について紹介する。

治療支援・Oncology向け臨床アプリケーションのトレンド

　「Vitrea」ではOncology領域に関するアプリケーションを豊富に搭載しており、これらを活用した研究報告も行われている[1]。ここでは腹部領域、特に肝臓の代表的なOncologyアプリケーションの概略と新しく製品化した血管内治療支援のアプリケーション「Embolization Plan」についてワークフローを説明する。

　CT Body Perfusion 4Dは腹部臓器および腫瘍の血流動態評価を行い、腫瘍の質的診断および投薬治療の治療効果予測への活用が期待されるアプリケーションである（図1）。Aquilion ONE™など広範囲撮影が可能なCTでダイナミック撮影された造影画像を入力とし、パーフュージョン解析を行い、各種血流動態パラメータを出力することができる。肝臓だけではなく各腹部臓器に適用できるよう、Single-Input, Dual-Inputでの解析が可能である。

　肝臓腫瘍解析は1クリックでの腫瘍の抽出、RECISTに準拠した自動計測機能を備えている。これら解析を、投薬や焼灼治療過程における検査画像に対して行い、腫瘍の大きさの経時的変化を観察することで、簡便かつ効果的な治療フォローアップを支援することができる。

　Embolization Planは、肝動脈化学塞栓療法（TACE）のための栄養血管評価を支援することを目的としている。腫瘍の栄養血管評価では、MPR画像やボリュームレンダリング画像（VR画

Workstation－治療（手術）支援画像を極める

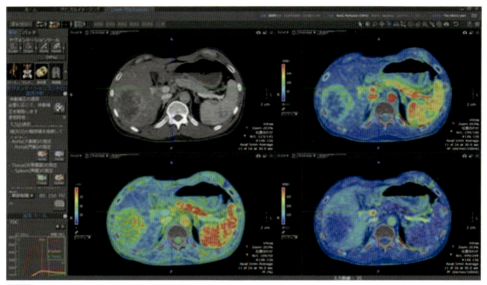

図1 CT Body Perfusion 4D解析例　　画像提供：日本大学板橋病院様

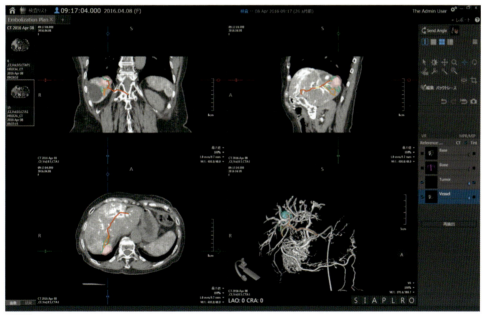

図2 Embolization Plan解析例　　画像提供：自治医科大学附属病院様

像）で腫瘍位置の把握、血管探索や走行確認が行われているが、栄養血管が複数あるケースでは評価が難しく、VR画像の作成に時間を必要としている。MDCTによって撮影されたCT肝動脈造影画像を読み込み、シンプルな操作で血管解析が可能である。まずターゲットとなる場所（例：原発性肝細胞癌）を選択し、領域抽出を行う。領域抽出の結果を確認するため、CT門脈造影画像を参考画像として読み込み、結果と重ねて比較観察することも可能である。2番目の操作として肝動脈上をクリックすると、ターゲットとして設定した領域と繋がっている血管経路を自動的に抽出し表示することができる。最後の操作として、表示された血管経路をVR画像上で観察することができる。このように、栄養血管評価のため、血管の自動抽出、VR画像上への描画までの効率的なワークフローを1つのアプリケーション内で実現している（図2）。近年、腎癌など他臓器での治療支援

Vol.50　No.8　125

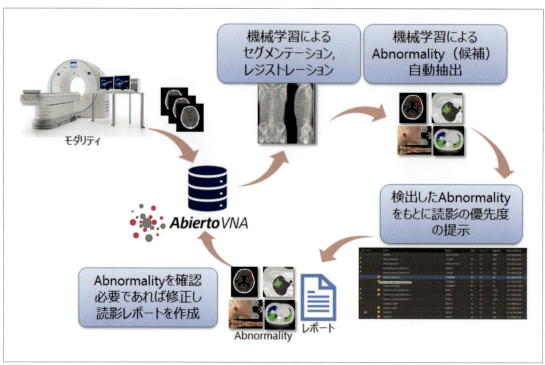

図3 異種システムで生成される情報の統合とAI技術への活用

として腫瘍の栄養血管評価の有用性が示唆されており、他臓器での臨床有用性の進展も期待したい。

● AI技術の応用とOncologyアプリケーションの今後

　AI技術を使った応用は医療の分野ですでに臨床適用できる段階に達しており、数多くの製品や技術発表が公開されている。AI技術の応用を検討する際には数多くのデータが必要となる。この状況において当社のAIに関する取り組みの一部を紹介する。

　現在、Oncologyも含め放射線部門についてAI技術を使った課題解決方法を提案している。放射線部門が直面する課題―①各システムに散在し増加の一途を辿るデータ量、②放射線科医の読影画像量と種類の増加、③見落としの可能性、④所見のばらつき、⑤読影医師不足、これらがもたらす影響に対する解決策として、異種システムで生成される情報の統合と、AI技術の1つである機械学習の活用をRSNA2017で提案した。

　異種システムで生成される情報の統合については次の4つの特徴をもつ。①データ接続インタフェイスのオープン性、②データ利活用に適したデータベース構造、③スケーラビリティ、④新たに発生するデータの継続的な収集である。これらに対し、機械学習を活用して次のような具体的な運用を提案している。新しいデータの発生を常時

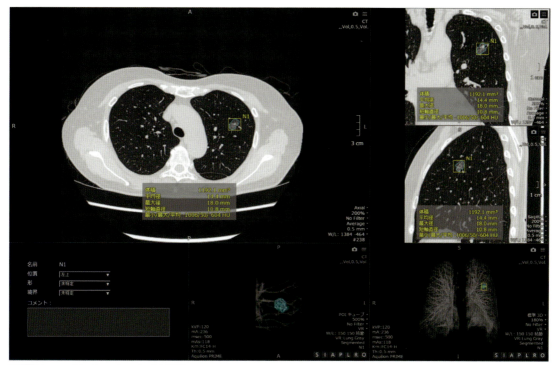

図4 Lung Nodule CADe解析例
画像提供：大阪府立成人病センター様

モニタリングし、データ取得のタイミングで高特異度をもってデータを分類し、解析が必要なデータに対して機械学習アルゴリズムを選択的に実行する。解析結果を元に放射線科医が優先的に読影すべきデータをワークリスト上に明示する機能や、解析結果の詳細を効果的に放射線科医に提示するため、ワークステーションの各アプリケーションを含めて統合表示するDashboardと呼ばれる環境によって、直面する課題に対するSolutionを提案している（図3）。

また、解析が必要なデータに対して機械学習アルゴリズムを選択的に実行する具体例としてLung Nodule CADe（W.I.P.）を検討している。機械学習を応用した抽出アルゴリズムをCT画像に適用し、肺結節を自動的に検出することを目標としている[2]。SolidとSub Solidの両方のタイプの結節に対応しており、従来では困難だった症例に対しても機械学習の応用により対応することを目指す（図4）。

＊Aqilion ONEとAbiertoはキヤノンメディカルシステムズ（株）の商標です。

参考文献

1) Martin Lundsgaard Hansen et al: Diagnostics 3: 261-270, 2013
2) Y Ohno et al: European Journal of Radiology 100: 49-57, 2018

Workstation－治療（手術）支援画像を極める

Dual Energy画像を用いた診断・治療支援について

Hao Zhong

GEヘルスケア・ジャパン株式会社 Imaging本部 CT営業推進部

● はじめに

　1998年に1回転で4断面の同時収集なMulti Detector CTが開発されて以来、CT装置は飛躍的な進化を遂げ、64列CTの登場で、1回の撮影で全身のThin Sliceデータ収集が可能となり、そのデータから得られる任意断面像や3D画像は、診断だけでなく被検者への説明や、術前のシミュレーション画像など幅広く用いられるようになった。

　また近年登場したdual energy CTは、single energy CTにおける制限を克服し、現在のCTの役割を超える新たな撮影方法として期待されている。

　GEではFast kVp switching方式によるdual energy撮影 Gemstone Spectral Imaging（以下、GSI）がガーネット検出器を搭載したCTで可能となっている。

　本稿ではdual energy撮影GSIで得られた画像の処理、解析、活用法、可能性について概説する。

● Dual energyで得られる代表的な画像、解析ツールについて

　Dual energy撮影GSIにより、得られる代表的な画像には単色X線等価画像（Monochromatic画像：以下、Mono画像）や物質弁別画像（Material Decomposition画像：以下、MD画像）があり、代表的な計測、解析ツールとして、Spectral HUカーブ、ヨードや脂肪等の各種密度値計測などが可能である。

1）Mono画像

　物質は原子番号ごとに固有の質量減弱係数を有しており、各エネルギーにおける質量減弱係数と物質のもつ密度より線減弱係数、つまりHounsfield Unit（以下、HU）が求められる。Mono画像は各エネルギーごとのHUを計算し、40～140keVまでの任意のエネルギーのHUを表示する画像である[1]。一般的には低エネルギーほど高いコントラストの画像が得られ、また高エネルギーほどビームハードニングの影響の少ない画像を得ることが可能である。

　Dual energyの特長として撮影後に任意のエネルギー画像を作成することにより、造影効果強調や金属アーチファクト低減など、臨床目的に応じた画像作成が可能である（図1）。

　GSIではそれに加えて、水とヨードでビームハードニングの補正を高精度で行うことにより、より精度の高いHUを算出することが可能である。

2）MD画像

　MD画像とは仮に被写体が2つの物質で構成されていると仮定して、それぞれの物質の密度値を計算する画像である。よって通常のCT画像のピクセル値がHUなのに対し、MD画像のピクセル値はmg/cm^{3}といったような密度値で計算される。GSIではまず初めに被写体が水とヨードで構成さ

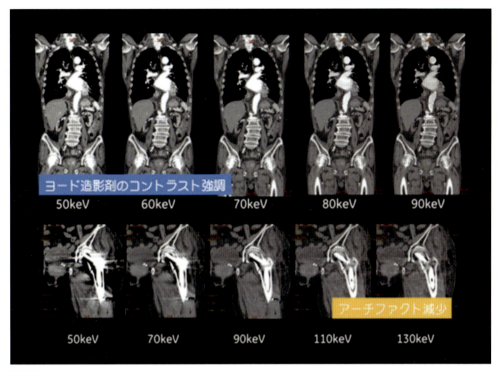

図1 各エネルギーにおけるMono画像

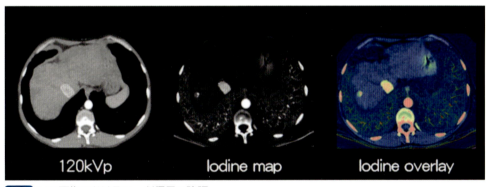

図2 MD画像におけるヨード信号の強調

れていると仮定し、水およびヨードそれぞれの密度値を算出する。この際、前記のとおり、それぞれにおいてビームハードニングの補正をするため、結果的には高いHU精度にもつながる。

臨床ではMDはフォーカスしたい物質の信号強調に使用することができる[2]。たとえばIodine/WaterというMD画像は被写体がヨードと水で構成されていると考えて、水の成分を0とし、ヨードの成分にフォーカスした画像である。通常のHUは水の線減弱係数との比率を数値化した物であるのに対し、Iodine/Waterは人体の主成分である水の成分を0としてヨードを強調した画像なので、よりヨードにフォーカスしたコントラストの高い画像を作成可能である。これにより、たとえば非常に淡い染まりの症例でも、造影領域を強調して観察のしやすい画像を提供することができる(図2)。また物質についてはヨードや水のみでなく、任意の物質を作成し、解析に用いることが可能である。

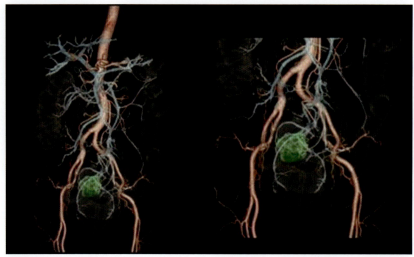

図3 動静脈1相撮影

3) Spectral HUカーブ

Spectral HUカーブは上記に示したMono画像の各エネルギーにおけるHUの推移を視覚的に表示するツールである。これにより造影の有無や、成分が同じかどうかの確認を視覚的に行うことが可能である。また体内においては低エネルギーになるのに従い、HUが下がる物質は脂肪や尿酸など限られており、それらの成分の確認にも有用である。

上記に示した画像や解析ツールはGSIが提供可能な物の一部であり、それ以外にもさまざまな画像を作成することが可能である。そのためGSIを処理するソフトのGSI Viewerではユーザの要望に応じて自由にレイアウトなどをカスタマイズして、ワンクリックで臨床目的に応じた解析フォーマットを表示することが可能である。

以下にGSIを用いて治療（手術）支援に有効であった症例を提示する。

【症例1】

本症例は動脈静脈および腫瘍の位置関係がクリアに描出された症例である。このような撮影では通常2相に分けて動脈と静脈をそれぞれ撮影することが一般的であるが、本症例では動脈相と静脈相の間のタイミングで1回で撮影し、低エネルギー画像によって造影効果を担保した画像である。1回で撮影するメリットとしてはまずは被ばくの低減が挙げられる。また2相撮影する場合、息止めの違いなどにより、各血管の位置関係が実際の物と異なる可能性があるのに対し、1回の撮影では実際に各血管の位置関係を正確に描出することが可能であり、手術支援画像として有用であると考えられる（図3）。

【症例2】

本症例はGSIのエネルギーサブトラクションを利用し、PAPVの末梢血管まで非常にクリアに描出した症例である。通常末梢血管は血流量の低下やパーシャルボリューム効果の影響により、CT値が低下していく傾向にある。本症例では低エネルギー画像から高エネルギー画像をサブトラクションすることにより、末梢血管領域ではマイナスのHUを引くことで逆に持ち上げられ、本館領域と近いHUを確保することが可能となっている。これにより造影剤を増やしても通常得ることができないほどクリアな末梢血管の描出を可能にしており、こちらも術前シミュレーション画像として有用な画像となっている（図4）。

● GSI Liver Fatについて

GEではdual energy撮影されたデータをさらに有効活用するために、新たに脂肪量の定量計測が可能なGSI Liver Fatアプリケーションをリリースした。このアプリケーションはMulti-Material-Decompositionを利用して、各ピクセル

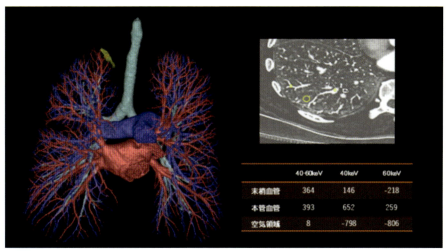

図4　PAPV末梢血管描出

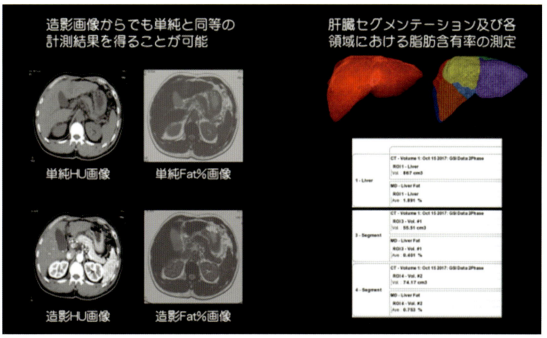

図5　GSI Liver Fatの特長

における脂肪の含有率を計算するアプリケーションである[3]。近年非アルコール性脂肪性肝疾患（NAFLD）やそこから進行する非アルコール性脂肪肝炎（NASH）の増加が指摘されており、早期における肝臓脂肪量の定量化が重要となっている[4]。脂肪量の計測では肝生検やMRI、超音波などの方法があるが、それぞれに侵襲性や再現性、ボリュームでの計測の可否などの課題もあると言われている。GSI Liver Fatでは肝臓全体や各領域を半自動的にセグメンテーションし、それぞれに対しボリュームでの脂肪含有量を計測することが可能である。また本アプリケーションでは初めに仮想単純画像を作成してから脂肪含有率の計算を行うため、造影したデータでも単純画像とほぼ同等の計測結果を算出することが可能である（図5）。

　実際に以下の症例では脂肪肝と思われる症例に

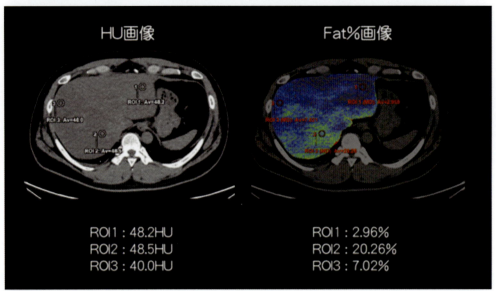

図6 HUとFat%の比較

対し、各領域にROIを置いてHUと脂肪含有率を比較した。ROI1と2ではHUはほぼ同等であるにもかかわらず、脂肪含有率は大きく異なる結果となった。これは通常のHUのみではとらえきれない脂肪含有率を算出することにより、まだら脂肪肝の観察や精度の高い脂肪情報を先生方に提供できる可能性を示している（図6）。本アプリケーションはまだリリース間もないため、今後ユーザの先生方とともに精度の検証や有用性などについて検討していく予定である。

さいごに

本稿では、Fast kVp switching方式によるdual energy撮影GSIで得られたデータを用いた診断・治療シミュレーションをGSI専用アプリケーションとともに紹介した。

またGSIでは、ヨード密度値など従来のCT値より、より定量的な数値の計測が可能となった。これらはテクスチャアナライシスやCAD、機械学習などの言葉を目にすることも多くなったが、これらには精度の高い情報が不可欠である。

GEでは今後ともより精度の高いdual energyの画像、情報を提供することで診断、治療、そして新しい医療へ貢献していく所存である。

薬事情報：
マルチスライスCTスキャナ Revolution
医療機器認証番号　226ACBXZ00011000号

マルチスライスCTスキャナ LightSpeed
類型Revolution
医療機器認証番号 21100BZY00104000号

AW サーバー 医療機器認証番号　22200BZX00295000
アドバンテージワークステーション
医療機器認証番号20600BZY00483000

JA58238JA

参考文献

1) Monochromatic Imaging Based on Dual-Energy CT. AJR 199, 2012
2) Dual-Energy CT: Oncologic Applications. AJR 199 (5 Suppl)：S98-105, 2012
3) Mendonca PR et al: A Flexible Method for Multi-Material Decomposition of Dual-Energy CT Images. IEEE TRANSACTIONS ON MEDICAL IMAGING 33(1)：99-116, 2014
4) Hyodo T et al: Multimaterial Decomposition algorithm for the Quantification of liver Fat content by Using Fast-Kilovolt-Peak Switching Dual-energy CT: Experimental Validation1. radiology 282 (2)：381-389, 2017

Workstation－治療(手術)支援画像を極める

ハードとソフトの融合による
シーメンスCT技術の活用

日和佐　剛
シーメンスヘルスケア株式会社 CT事業部

はじめに

　CT検査から生み出される付加価値の源泉が大きく変わろうとしている。依然として、X線管や検出器といったCT装置そのものの性能向上が必要であることは論を俟たないが、急速にモノとインターネットの連携が進むIoT時代においては、モノ（ハード）としての性能だけでなく、ソフトとの融合が新しい価値を創造するきっかけとなってきている。本稿では、ハードとソフトの融合による適切な治療方針の決定や迅速な治療戦略の立案が急務とされる脳梗塞診療のCT技術を概説するとともに、近年進化の著しいSiemens Healthineersの3D画像再構成技術を紹介したい。

Rapid Results for Neuro

　脳梗塞患者に対する血管内治療の適切性を判断するにあたり、画像診断による虚血コアや低かん流域の評価が重要となってきた。2018年に改定された米国の診療ガイドラインによると、最大で発症後24時間まで血栓回収療法が有効とされ、特に16時間まではクラスⅠとして、実施すべき治療となっている[1]。画像診断においてはCTやMRIが用いられるが、CTではdynamic perfusion検査を実施することで虚血コアの体積と低かん流域の広がりを診断できる。また、治療効果が期待できる症例の選別に関しては、Tmax、およびrCBF（relative cerebral blood flow）というパラメータを用いた方法が示されている[2,3]。

　脳梗塞診療では、rt-PA静注療法から血栓回収療法の実施も含めて、治療を行うまでの時間短縮が重要とされる。そのような限られた時間の中で再現性よく、かつ効率的にCT検査と画像解析を進めるには、手技全体を通して診療をサポートする機能が活用されるべきである。SOMATOM CTでは、Adaptive 4D Spiralによって全脳を含む広範囲のdynamicデータが収集された後、画像診断支援ツールであるsyngo.viaを用いた画像解析が実施される。syngo.viaの最新ソフトウェアバージョンでは、Rapid Resultsと呼ばれるオペレータのマニュアル操作を介さない新しい解析方法が搭載されており、syngo.viaにdynamicデータを受信した時点でCBFやCBV、およびTmaxといった解析パラメータを自動的に計算する（図1）。計算されたパラメータ画像は、任意の画像保存サーバへ自動転送することもでき、dynamic perfusion検査の完了に引き続き、即座に脳実質の血流評価を行うことが可能となっている。また、4Dデータ（マルチフェーズ）の利点を活かして、撮影タイミングに依存しない詳細な側副血行路の評価も可能である（図2）。syngo.CT Dynamic Angioでは、任意の撮影位相を組み合わせたボリュームデータを作成することができ、患者の血流状態や撮影タイミングの影響を排除した、血管の閉塞部位の特定や閉塞長の測定が可能となっている。血管内治療の適応決定に必要な情報を迅速に提供する上で重要であると考えている。

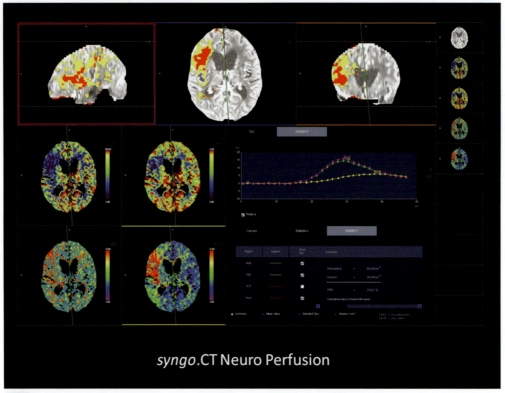

図1 *syngo*.CT Neuro Perfusionによる虚血コアや低かん流域の画像評価

syngo.viaにDynamic perfusionデータを受信した時点でCBFやCBV、およびTmaxなどの解析パラメータが自動的に計算される。
画像提供：University Hospital Grosshadern (Germany)

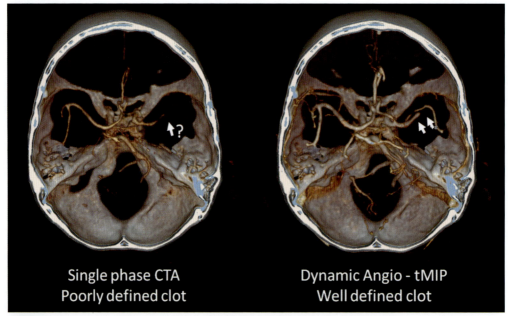

図2 *syngo*.CT Dynamic Angioによる4Dデータを用いた側副血行路の評価

4Dデータ（マルチフェーズ）の利点を活かして、患者の血流状態や撮影タイミングの影響を排除した、血管の閉塞部位の特定や閉塞長の測定ができる。
画像提供：University Hospital Grosshadern (Germany)

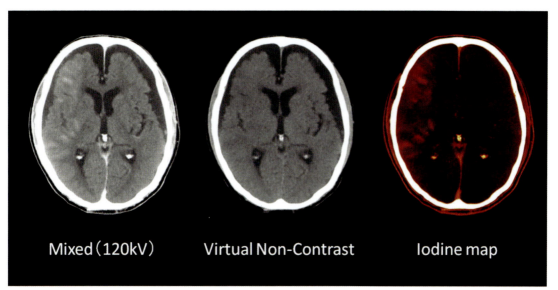

図3 Dual energy CTによる出血と造影剤漏出の鑑別
Mixed画像で高吸収域を示す領域は、Virtual Non-contrast画像で消失しており、出血ではなく造影剤漏出であることがわかる。
画像提供：福井大学医学部附属病院（Japan）

一方、血栓回収療法後の臨床転帰を考えるうえで、造影剤漏出と出血の鑑別が重要である。単純CTにて高吸収域が認められた場合、梗塞領域への造影剤漏出なのか出血なのかを判断することが困難となるケースが報告されているが、dual energy CTを用いることによって、物質弁別の機能を利用した鑑別が可能となっている（図3）。SOMATOM CTでは、dual source CT、single source CT いずれのシステムにおいても脳梗塞診療への応用が可能であり、dual energy解析に関しては、上述のsyngo.viaによるRapid Resultsを活用することで、オペレータのマニュアル操作を介さない自動処理も可能である。日常検査のワークフローを変更することなくdual energy解析による付加価値を追加することが可能となっている。

● 3D on steroids
− Cinematic rendering −

コンピュータグラフィックスの技術が進歩するにつれて、一口に3D画像と言ってもさまざまな表現が可能となった。たとえば、アニメーションフィルムの世界では、まるで日常の1コマを実写したかのようなリアリスティックな映像が描かれるようになったが、医用画像の領域においても、そこにあたかも実際の臓器が存在するかのような、より直観的で、瞬時に臓器の構造や位置関係を把握できる3D画像の作成が可能となってきている。

Cinematic rendering（CR）は、その名が示すとおり、映画産業における映像技術の成功に着想を得た新しい3D画像再構成技術である[4]。図4に示すとおり、現在、最も標準的な手法とされるVolume rendering（VR）を用いた3D画像と比較すると、よりリアリティをもった描写が可能となるだけでなく、主に奥行き方向の知覚を向上させることがわかる。原理的には、VRがレイ・キャスティングと呼ばれるシンプルな手法に基づいて3D画像を構築するのに対し、CRでは大域照明モデルを考慮したパス・トレーシングが採用されており、VRでは加味されていなかった、間接光を含む周りの解剖構造との光の反射や散乱の影響を含んだ照明計算が可能となっている[4]。その結果、CRによって構築された3D画像では主に奥行き方向の知覚が向上することとなり、その効果は観察する解剖構造が複雑であるほど、また、小さな構造であるほど顕著となると言われている。すでに、pictorial reviewという形式で、診療科を問わず広く臨床応用を報告する論文や、original researchによってCRがもたらす新しい可能性を

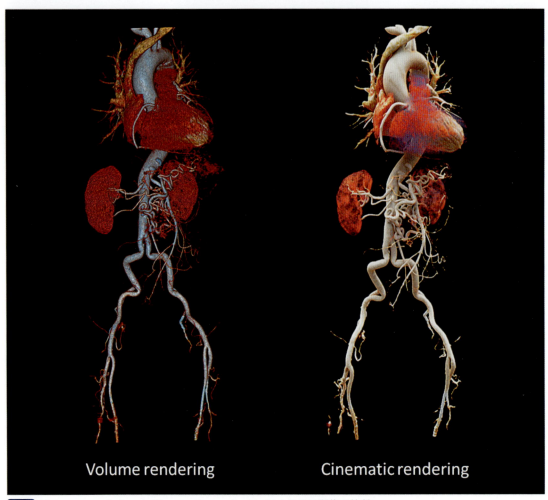

図4 Volume renderingとCinematic renderingによる3D画像の比較
Cinematic renderingによって構築される3D画像は、奥行き方向の知覚が向上し、より直観的に臓器の構造や位置関係を把握できる。
画像提供：University Hospital Erlangen（Germany）

言及する報告が続いている[5~7]。

図5に、腹部前壁の巨大動静脈奇形に対する術前CT angiographyのCR画像を提示する。症例は20歳台男性で、左腹直筋に動静脈奇形を疑う拍動性の腫脹が見られ、外科切除の術前評価としてCT angiographyがオーダーされた。CRによって構築された3D画像には、左腹直筋に血管性に富む軟部腫瘤が認められ、ナイダスへの流入動脈である左内胸動脈から分岐した左上腹壁動脈と、外腸骨動脈から分岐した左下腹壁動脈が明瞭に描出されている。一方で、流出静脈、およびAVシャントについては肉眼レベルで確認できるものはなく、後日、病理検査によって動静脈奇形が確定している。複雑な血管構造を正確に捉えることによって積極的治療のリスク・ベネフィットを慎重に評価することができ、また、フォローアップ検査においても、症状の進行や、病変の拡大、再発などの評価に活用できる。

CRによる3D画像を用いた術前評価は、正確な解剖構造の把握による適切な治療方針の決定やプランニング、そして、事前シミュレーションによる安全性の確保に役立てることができる。加えて、直観的に臓器の構造や位置関係を把握できるようになったことで、実際に治療を受ける患者とのコミュニケーションも円滑にすることが期待できる。

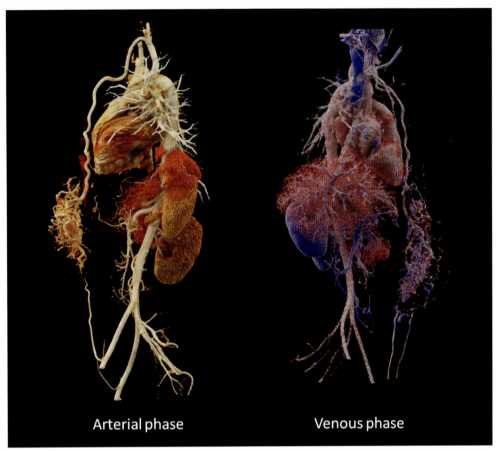

図5 Cinematic rendering画像－大動静脈奇形に対する術前CT angiography－
左腹直筋に血管性に富む軟部腫瘤が認められ、流入動脈である左上腹壁動脈と左下腹壁動脈が明瞭に描出されている。
画像提供：GIPMER（India）

おわりに

　ソフトウェアによる自動解析や3D画像の再構成技術が進化することで、適切な治療方針の決定や迅速な治療戦略の立案に役立つCT技術の運用が可能となってきている。今後も、Precision medicineの拡充に向けたハードとソフトの融合が加速すると考える。

参考文献

1) Powers WJ et al: 2018 Guidelines for the Early Management of Patients With Acute Ischemic Stroke: A Guideline for Healthcare Professionals From the American Heart Association/American Stroke Association. Stroke 49（3）: e46-e110, 2018
2) Nogueira RG et al: Thrombectomy 6 to 24 Hours after Stroke with a Mismatch between Deficit and Infarct. N Engl J Med 378（1）: 11-21, 2018
3) Albers GW et al: Thrombectomy for Stroke at 6 to 16 Hours with Selection by Perfusion Imaging. N Engl J Med 378（8）: 708-718, 2018
4) Eid M et al: Cinematic Rendering in CT: A Novel, Lifelike 3D Visualization Technique. AJR Am J Roentgenol 209（2）: 370-379, 2017
5) Dappa E et al: Cinematic rendering - an alternative to volume rendering for 3D computed tomography imaging. Insights Imaging 7（6）: 849-856, 2016
6) Rowe SP et al: Initial experience with cinematic rendering for chest cardiovascular imaging. Br J Radiol 91（1082）: 20170558, 2018
7) Chu LC et al: Cinematic rendering of pancreatic neoplasms: preliminary observations and opportunities. Abdom Radiol（NY）, 2018

Workstation－治療（手術）支援画像を極める

IntelliSpace Portal Ver.10による スペクトラル解析を用いた Multi Modality Tumor Tracking

小泉　篤
株式会社フィリップス・ジャパン

● はじめに

　フィリップス・ジャパンは、2層検出器を搭載したIQonスペクトラルCTの日本国内販売2年が経過し新バージョン『IQon Elite Spectral CT』が発表された。IQon Elite Spectral CTは検査数の多い施設でもルーチンでスペクトラルイメージングが使用できるようにハードウェアが強化され、Spectral Based Image（以下、SBI）に新しいイメージングとして"Calcium Suppression"と"Electron density"を追加した。

　追加された"Calcium Suppression"はスペクトラルイメージングで骨中のカルシウムを認識して抑制することで、カルシウム抜きの画像を表示することができる。これまで骨挫傷の画像検査は、CTの120kVp通常画像では骨挫傷の部分と骨のほかの部分が同じように描出されるため、MRI検査がスタンダードであった。MRI検査を受けれない方などの骨挫傷の診断フローにも使用できると期待される。

　放射線治療計画に用いられている"電子密度画像"の解析も自動化される。従来は撮影したCT画像をワークステーションで解析した上で、放射線治療計画システムに転送していたが、スペクトラルイメージングの1つとして電子密度画像が可能になることで、治療計画のワークフロー向上が期待できる。

● ワークステーション「IntelliSpace Portal」

　IQon Elite Spectral CTの発表に伴い、フィリップスはワークステーションのIntelliSpace Portal（以下、ISP）をVersion 10へ変更した。IQon Elite Spectral CTはこのワークステーションを利用してスペクトラル解析を行う。ISPはサーバクライアント方式を採用し複数のクライアント端末からの同時アクセスに対し設置環境による制限は受けない。

● 解析ソフトウェア「Multi Modality Tumor Tracking」

　ISPのMulti Modality Tumor Tracking（マルチモダリティ腫瘍トラッキング（以下、MMTT））アプリケーションについて以下に説明する。
　MMTTは解剖学的画像および機能画像を表示、処理、分析、定量化、操作することを目的としMMTTには次の主要機能がある。

①腫瘍の長期フォローアップ
②マルチモダリティサポート：CT、MR、PET/CT、SPECT/CT
③複数のスタディを同時に読み込んで経時的観察を行う
④スタディ間およびシリーズ間における、自動および手動によるレジストレーション

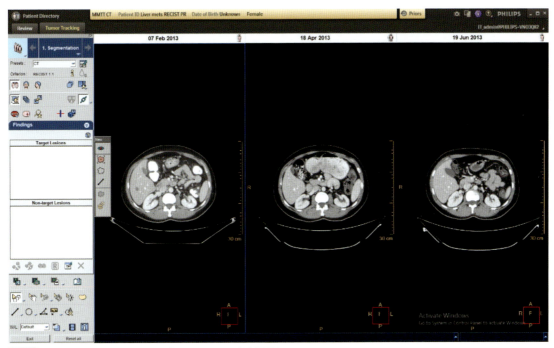

図1 120kVpでのMMTTアプリケーション解析画面

⑤あらかじめ初期設定で定義されたデータタイプとユーザが作成したレイアウトを識別
⑥半自動および手動のボリューム組織セグメンテーションと編集のツール
⑦識別された病変の所見管理（病変プロパティ、結合、一致、不一致、削除）
⑧区分化された各病変について次の測定値の自動ソフトウェア計算

長軸：アキシャルスライスの、2D寸法における病変輪郭上の2点間の最長直径（mm）
短軸：長軸に垂直なアキシャルスライスの最短直径（mm）
長軸*短軸：アキシャルスライスの最長直径と、最大3D直径（mm）の同じスライスの短径との乗算結果病変ボリューム（cm^3）の3Dボリュームで描くことができる最長直径
最大面積（cm^2）：ボリュームのアキシャルスライスの病変の最大面積
すべての機能ボリュームの平均／最大／最小／SD値
ダブリング日（日数）：ボリュームが倍になるまでの所要時間
密度：すべてのターゲット腫瘍の平均密度（CTデータのみに有効）

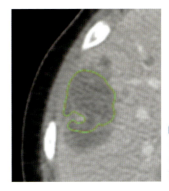

図2 Smart ROI（3D）を使用し腫瘍を囲っている最中の画像

強調されたボリューム／強調された割合／強調された平均／強調されたSD（qEASLプリセットでのみ使用可能）
⑨RECIST1.0、RECIST1.1、WHO、CHOI、PERCIST、irRC、mRECIST、qEASLなどの腫瘍効果基準をサポート
⑩PETスキャンのSUV計算をサポート：SUVbw、SUVlbm、SUVbsa、SUVBMI
⑪結果は表およびグラフ形式で表示
⑫結果はエクスポートが可能

● 120kVp画像での結果表示（図1、2）

MMTTは治療前後の腫瘍の大きさを把握でき、

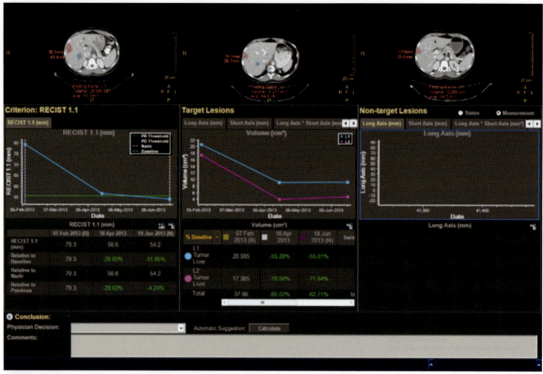

図3 120kVp画像を用いた腫瘍の経時的変化の結果

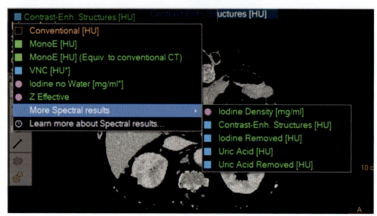

図4 MMTT時の使用可能スペクトラルイメージ

測定値に基づいてさまざまな腫瘍効果基準について自動計算ができる。その結果は臓器、組織、そのほかの解剖学的構造において把握ができ、被検者の病状の診断をするためのツールとして期待がされる（図3）。

● MMTTにおける
　IQon Elite Spectral CTの有用性

　MMTTはSBIを用いることが可能。造影画像を仮想単色X線の任意のkeVへ変更させ、腫瘍形状をわかりやすくし、Smart ROI機能を使用し3Dで自動抽出させ、形状にフィットしたROIを簡便に描くことができる（図4）。

　腫瘍部分だけをターゲット表示する機能スペクトラルマジックグラスを用いて腫瘍部分だけをターゲット表示しSmart ROI（3D）機能を使用することで、複雑な腫瘍の形状も的確に捉えることが可能（図5）。図6にSmart ROI（3D）機能を使用し腫瘍を囲った状態を示す。

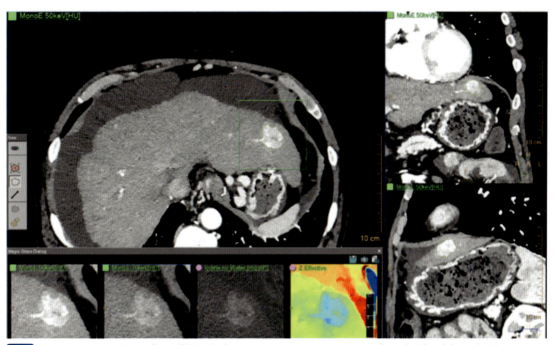

図5 スペクトラルマジックグラス機能：任意のROIをスペクトラルイメージで4解析同時表示が可能

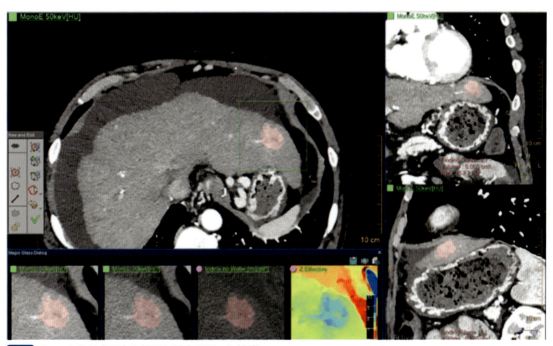

図6 Smart ROI（3D）を使用し腫瘍を囲った状態

　画像表示をIodine no Water（ヨード密度強調画像）にすることでヨード物質の視認度を高め、腫瘍全体へのヨード流量や体積変化がわかる。ヨード化を高めた組織の視認度が向上する可能性があり、その結果もヨードが存在する組織内でのヨードの定量化に使用可能。

　SBI画像での解析結果を図7、8に示す。

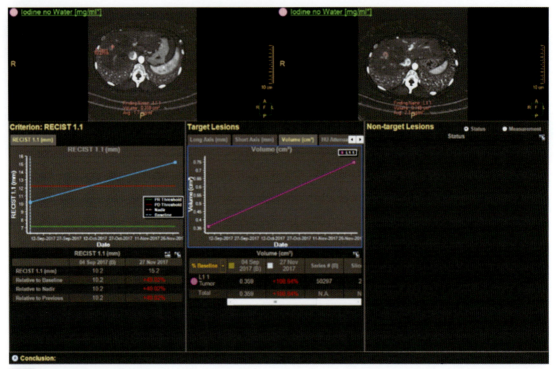

図7 病変ボリューム（cm³）

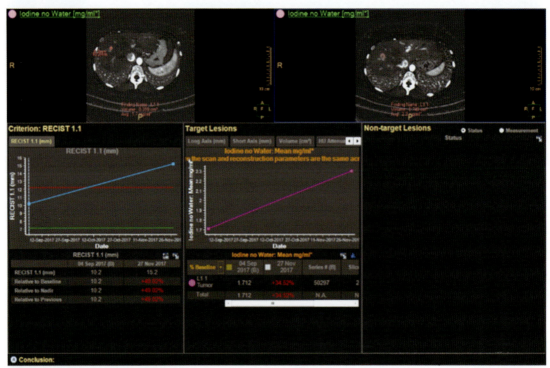

図8 腫瘍全体へのヨード流量変化

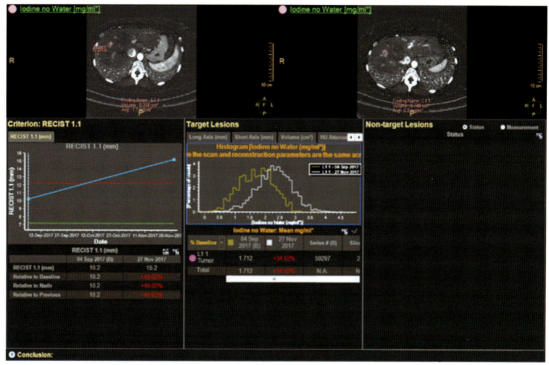

図9 腫瘍の経時的ヨード流量変化のヒストグラム表示

● ヨード流量変化のヒストグラム表示

　デフォルトでは、各機能パラメータは時間グラフとテーブルとともに表示される。ヒストグラムを表示するにはテーブルの右上隅にあるヒストグラムボタンをクリックすることで表示が可能（図9）。

　被験者を経時的追跡（撮影）を行っていれば解析によって進行度や予後予測、また腫瘍の大きさの変化が把握できる。またIQonスペクトラルCTで撮影されたSBI画像があれば腫瘍のヨード量の流量変化に関しても経時的変化や腫瘍塞栓後の血管走行の状況の確認することができるので、治療へ向けての判定の提案や病状の診断をするためのツールとして今後大きく期待できる。

● さいごに

　IQon Elite Spectral CTはスループットの向上と新たなSBIが追加された。ワークステーションも現在のCTと変わらないワークフローでスペクトラルイメージング可能になり、新たな情報が付加された。CT検査の価値はどう変化するだろうか。フィリップスは今後も継続的なシステム開発とより効率的にクリニカルソリューションの提供に努めていく。

Workstation―治療(手術)支援画像を極める

Ziostation2の最新アプリケーション

ザイオソフト株式会社 マーケティング部

● はじめに

　ポストプロセッシングにおける医用画像処理は、その当初から臓器の抽出や骨取り技術などの課題が存在した。さらにCT装置の多列化とともに冠動脈などの微細な血管を抽出したいというニーズが生まれ、さまざまな自動処理機能が開発されてきた歴史がある。当社は、長きに渡り行われてきた手作業でのルーチン作業の効率化や受診者側のメリット向上も含めて、新しい自動処理や処理精度の向上を念頭に新技術の開発を続けている。昨年リリースしたZiostation2の新バージョンより搭載された技術が、今回紹介する"RealiZe（Recognition of Exact Anatomical Landmark Information with Ziosoft Enhancement）"である。PhyZiodynamicsを発展させた3次元医用画像認識技術である"RealiZe"は、さらなる画像診断の支援に寄与するものである。世間で一般的にいわれているAI技術は3次元画像処理技術の根底として存在し、"RealiZe"の優れた解剖学的認識アルゴリズム、血管連続性アルゴリズムを含む多くの機能にすでに生かされており、昨年のリリース以降も1年でさらに研きをかけ新たなステージへと進化した。本稿では新しく加わった"RealiZe"の技術を生かした機能をはじめとして、手術シミュレーション等手術支援に役立つ新しいプロトコルを紹介する。

● 3D解析：大腰筋抽出

　1997年に、Rosenbergは加齢による骨格筋の減少を報告し、この現象をサルコペニア（sarcopenia）と呼称することを提案した[1]。骨格筋量の減少は、高齢者のフレイル（虚弱：frailty）と関連し、医療費や介護給付費の増加にもつながる[2]。超高齢化社会を世界に先駆けて迎える日本にとってサルコペニアへの関心は高く、市場からは大腰筋の抽出を簡便に行いたいというニーズが高まっていた[3]。昨年、本誌で単純CTでの抽出で、腎臓抽出をご紹介したが、今年は新たに大腰筋抽出をリリースした。腎臓と同様に大腰筋に関しても単純CTでの抽出を行っており、2017年に発表した弊社独自機能であるRealiZeを使った機能である。腎臓と同様に大腰筋も患者による個体差が大きいため、患者ごとに異なる形状の膨大な検査画像で検証を繰り返したRealiZeを用いることで抽出を可能としている（図1）。このように、Ziostation2は常に多様化する医療現場のニーズを基に最新の機能提供を行っている。

● 3D解析：非造影血管解析

　慢性腎臓病は、高血圧および動脈硬化を介して高率に大動脈病変を合併する。大動脈解離と大動脈瘤が代表であり、腎機能の悪化と高血圧の重症化により病態は深刻化する[4]。すなわち大動脈瘤のある患者は腎機能の低下した患者が高率であり、

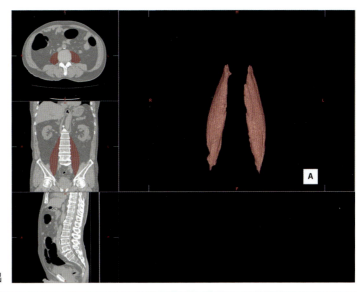

図1 大腰筋抽出

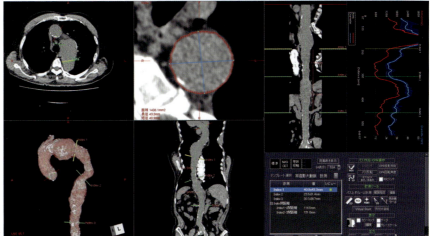

図2 非造影血管解析

今日までの診療では造影剤を使用した定期フォローアップ検査が繰り返されてきた[5]。

先述した単純CTでの大腰筋や腎臓抽出の技術を応用し、今回新たに非造影での血管解析を可能とした(図2)。CKD患者は国内では1,300万人以上いると推定され、8人に1人の割合で存在するといわれている[6]。

しかし、腎機能の低下した患者に対して造影することなくフォローアップすることで、患者の腎臓への負担の軽減も期待できる。またフォローアップ検査のみならず術前のシミュレーションとして、virtual stentを置くことも可能であり、たとえば胸部大動脈瘤の患者に対してステントグラフトを置く際にデバイスの長さや径を事前にシミュレーションすることも可能だ(図3)。

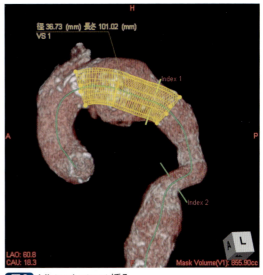

図3 Virtual stent挿入

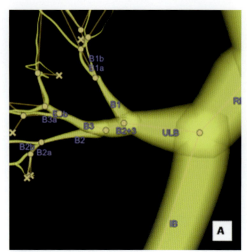

図4 気管支自動ラベリング

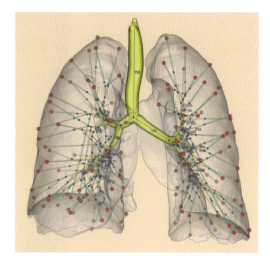

図5 マップ作製ステージ

● CT気管支ナビゲーション：気管支自動ラベリング

近年のワークステーションでは、各種臓器の抽出のみではなく、ラベリングを行う機能が一般化してきており、冠動脈や、バイパス手術後のCTデータにて各血管を自動でラベリングすることが可能になってきている。「CT気管支ナビゲーション」また後述する「VAL-MAPプランニング」では、気管支を自動でラベリングする機能を搭載している。RealiZeにより、個人差の多い気管支を末梢まで自動認識し、亜区域枝領域までラベリングすることが可能である。これにより、術中の気管支の位置を視覚的にわかりやすく表示することが可能である（図4）。

● VAL-MAPプランニング

Virtual Assisted Lung Mapping（VAL-MAP）とはCT画像を基に3次元再構成したバーチャル気管支鏡をガイドにして、気管支鏡下に少量の染料（インジゴカルミン）を肺表面に吹き付け印をつける手技である[7, 8]。複数個所（2〜6ヵ所程度）の印を同時につけることで、可塑性に富む「肺」という臓器の表面に角度、相対的距離といった位置情報を与えることを目的として、シミュレーションをすることを可能にしたプロトコルである。

昨年までは先進医療としての扱いであったが、本年よりインジゴカルミンの噴霧は保険償還され、今後多くの病院で手技が広まっていくと思われる。

VAL-MAPプランニングは自動で肺を五葉に分割し、気管支を抽出し、亜区域枝領域までラベリングをする（図5）。腫瘍とマッピングポイントを選択し、バーチャル気管支鏡を観察する（図6）。また表示する画像はSUM＋サーフェスレンダリングも出すことが可能でより詳細な透視画像のシミュレーションが可能である（図7）。

● IGモーション測定

"IGモーション測定"は、呼吸性移動に対する金マーカと腫瘍の相対位置を4D画像上で計測するプロトコルであり、独自技術であるPhyZiodynamicsを用いたdynamic計測により、マーカと腫瘍の位置の呼吸に伴う移動距離の計測を行うことが可能なシステムである（図8）。この計測データを基に必要最小限のマージン設定を行い、標的の輪郭を入力し線量計算を行うことが可能である。現在の診療報酬の算定では、定位放射線治療における呼吸性移動対策加算の算定基準は、呼吸による移動が10mmを超える腫瘍に対して呼吸対策を行い、XYZ方向のそれぞれが5mm以下となることが治療前に計画され照射時に確認される必要があるとされており[9]、上記の範囲内であれば、診療報酬の加算が算定される。腫瘍の発生臓器や位置、大きさなどによって金マーカを留置可能な位置は異なるため、4D画像による金マーカと腫瘍の位置関係の把握は重要である。

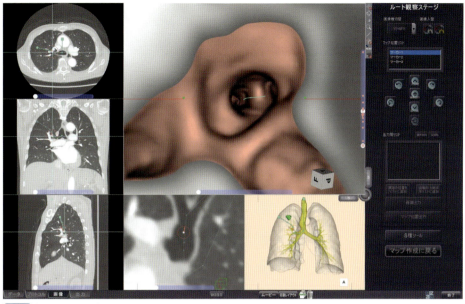

図6 観察ステージ

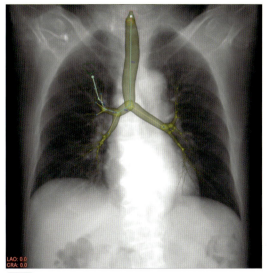

図7 仮想透視像＋SR

マーカが表示され、画像を回転することでカテーテルのかけやすさが容易にわかり、より迅速な手技を可能としている。図9は肝動脈化学塞栓術（以下、TACE）のシミュレーション画像であるが、救急のIVRのみならず、さまざまなIVRの手技に対応可能となっている。TACEのように栄養血管が2本ある場合は画像に示すように色分け表示も可能となり、視認性も向上している。同時に2ヵ所以上の塞栓術を行う際にも、各ルートを切り替えて観察することも可能だ。表示法は大動脈をサーフェスレンダリング表示し、仮想透視画像にフュージョンすることで、より手技を行いやすい画像表示に仕上げている。

● IVRプランニング

　従来、救急の現場における出血の塞栓術において、MPR面よりルートを探索しマニュアルで描画して手技にあたるというのが日常の現場だった[10]。昨年リリースしたIVRプランニングでは、自動で大動脈を抽出し、ターゲットを選択することで、ターゲットまでのルートを自動探索するプロトコルになっている。主要な分岐血管の入口部には

参考文献

1) Rosenberg IH: Sarcopenia; Origins andclinical relevance. J Nutr 127 (5suppl): 990S-991S, 1997

2) Janssen I et al: The healthcare costs of sarcopenia in the United States. J Am Geriatr Soc 52 (1): 80-85, 2004

3) Hirayama K: The measurement of thepsoas major muscle volume by 3 dimensional-CT for assessment of nutritional state. 日本静脈経腸栄養学会雑誌 32 (1): 871-877, 2017

4) 長谷部直幸：慢性腎臓病と大動脈疾患：日内会誌 105: 834-841, 2016

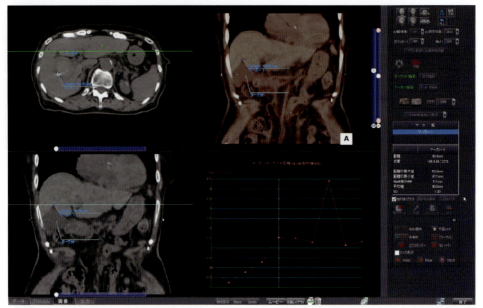

図8 PhyZiodynamicsを用いたdynamic計測にて肝臓の金マーカとターゲットを経時的に計測

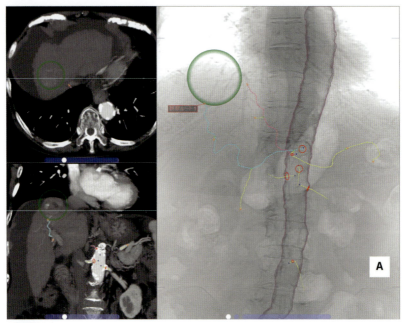

図9 IVRプランニングを用いたTACE術前シミュレーション

5) 日本循環器学会（編），循環器の診断と治療に関するガイドライン：大動脈瘤・大動脈解離診療ガイドライン（2011年改訂版）

6) 日本腎臓学会（編），CKD 診療ガイド2012. 日本腎臓学会, 2012

7) Sato M: Virtual-assisted lung mapping: outcome of 100 consecutive cases in a single institute. Eur J Cardiothorac Surg 47（4）: e131-139, 2015

8) 佐藤雅昭：小型肺癌の術中局在同定法―術前マーキング法と virtual-assisted lung mapping―肺癌. 54（6）: 835-842, 2014

9) 日本医学物理学会ほか: 呼吸性移動対策を伴う放射線治療に関するガイドライン, 2012

10) 一ノ瀬嘉明ほか: CT情報を透視下手技に活用するための仮想透視画像―見えない道・場所を見える化して挑む. INNERVISION 32（12）: 66-67, 2017

Workstation－治療（手術）支援画像を極める

手術支援における画像処理、解析結果配信機能の紹介

大島 俊介
富士フイルムメディカル株式会社 ITソリューション事業本部

● はじめに

SYNAPSE VINCENT（以下、VINCENT）は、販売当初から臨床現場利用されるさまざまなアプリケーションの開発、臓器・血管等の自動抽出精度の向上、および処理結果をシームレスに院内の医療従事者へ配信できるシステム開発に注力してきた。本稿では富士フイルムが開発に力を入れている手術支援に関する機能について説明する。またこれらの解析結果を配信する機能についても紹介する。

● 呼吸器分野

非小細胞肺がん、小細胞肺がんなどの悪性腫瘍が初期の臨床病期だった場合の治療として外科治療が選択されることが多い。平成30年度の診療報酬点数改定では、画像等手術支援加算に「肺切除術の区域切除」などが新たに含まれることになり、今後呼吸器疾患において画像処理ソフトウェアの利用はさらに増加すると予想される。

本分野で主に利用されるアプリケーションとして肺切除解析が挙げられる。肺野、各肺葉の分離、腫瘍、気管支、肺動脈、肺静脈の抽出を行いそれらの臓器を合成し（図1）、肺葉、区域、部分切除などの術式選択や、切除予定領域に隣接する血管走行の確認などを行う。この中の血管走行の同定は手術時間短縮や安全性向上の面で非常に重要であるが、従来はこれらの血管を抽出する場合、肺動脈、静脈のHounsField Unit（以下、HU値）の差を付けるように2回撮影し、得られた2相のComputed Tomography（以下、CT）画像からHU値の閾値処理を用いて抽出を行う方法が一般的であったため、限られた施設、また画像処理に熟練した医療従事者がいないと行えない検査だった。VINCENTでは、1相分だけのCT画像から肺動脈、静脈、各臓器を1クリック（腫瘍については長軸を指定する）で抽出できるような画像認識エンジンを搭載した。従来法と比較して医療被ばくや操作者間の解析精度の誤差の低減に寄与できると考えている。

● 消化器外科分野

本分野では「肝切除術の亜区域切除」などで画像等手術支援加算の算定が可能である。多くの臨床現場で利用されている肝臓解析は、手術を手がける消化器外科医師に直接ヒアリングした要望を多数実装しており実際の手術シーンに近いシミュレーションを行えるのが特徴である。

腹水の有無、血清ビリルビン値、およびICG15分値の結果から肝切除術の適用可否、および術式を選択する幕内基準[1]で術式を選択するが、術後の重大な合併症である肝不全を防ぐための評価パラメータの1つとして残肝体積が用いられる。肝臓解析では亜区域切除、区域切除、また核出術をシミュレーションし、残肝領域、切除領域の体積や肝臓全体に対する各割合を算出できる（図2）。

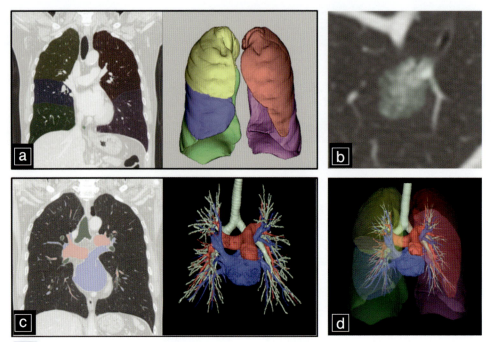

図1 肺切除解析の処理ステップ例

VINCENTの解析アプリケーションは操作手順を意識したウィザード形式のGraphical User Interfaceを搭載している。a、b、cの順番で処理を進めていくことで手術支援用の合成画像dが表示されるようになっている。
a：葉間膜の微細なHU値を検知し肺葉ごとに自動分離した肺葉分離画像例
b：Ground-glass noduleの長径を指定した抽出結果画像例
c：肺動脈、静脈、気管支を自動分離した後の画像例
d：a、b、cの結果を合成した手術支援画像例

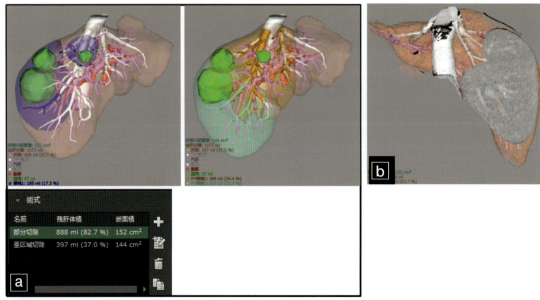

図2 肝臓解析の観察ステージ例

a：術式リスト
　術式ごとに残肝、切除領域の体積を管理する。リストの項目をクリックすることでシミュレーション画像を簡便に切り替えることができるため、手術前に最適な術式の比較検討に利用できると考えている。
b：離断面モード画像例
　切除断端の血管走行の観察を行える。

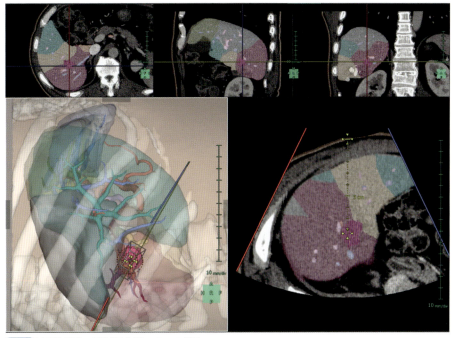

図3 肝臓解析の仮想超音波ステージ例
3D表示で仮想プローブを操作すると仮想超音波画像がリアルタイムに更新される。腫瘍、支配領域、脈管系を色分けで表示するため、病変付近の脈管の同定やRFA施行前の操作確認を行える。

シミュレーションの結果と実際の切除領域の体積を比較した論文も発表されており[2]良好な結果が得られているという報告もされている。

消化器内科分野

肝細胞癌、多発性肝がんなど肝悪性治療で超音波画像を観察しながらラジオ波を用いて病変を焼却する治療であるRadio frequency ablation(以下、RFA)を行うことがあるが、RFAの適応基準である腫瘍径3cm以下といった小さい病変が対象であるため超音波操作に不慣れなユーザにとって治療対象の検索に長い時間を要することがある。

肝臓解析の仮想超音波ステージでは主に超音波の教育目的として開発されている[3]。体表面、骨、また各種臓器を抽出後、仮想的なプローブを設置すると、CT画像から仮想超音波画像の生成が行える。また、観察ステージで領域分割(門脈枝の支配領域分割)を行っていた場合、仮想超音波画像上に区域、血管などを合成して表示することもできる(図3)。

● 泌尿器分野

原発病巣が7センチメートル以下であり転移病巣のない腎悪性腫瘍に対して、腎部分切除を行ったときに算定される「腹腔鏡下悪性腫瘍手術(内視鏡手術用支援機器を用いるもの)」の保険適用から数年が経過した。特定の施設でロボット支援下内視鏡手術前、手術中に画像処理ソフトウェアを利用する機会や研究発表が増加している[4]。

腎臓解析でも他の解析アプリケーション同様、実際の手術シーンを意識した各種機能を搭載している。腎部の部分切除をする際の出血量を少なくするため、腫瘍を含む実質領域に還流する腎動脈を結紮したときに予測される支配領域抽出機能、部分切除した断端における血管、尿管の位置関係を観察する離断面表示機能を搭載している(図4)。

● さまざまな配信機能の紹介

肺切除解析、肝臓解析、腎臓解析で作成したシミュレーション画像は、従来は画像サーバへカラーのDigital Imaging and Communications in

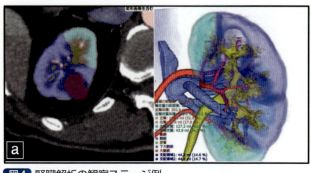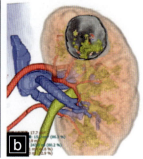

図4 腎臓解析の観察ステージ例
a：ある動脈を結紮したと仮定したときの2D、3D表示例
　疎血領域（青）が病変部（紫）を包含している様子を確認できる。
b：部分切除後の離断面表示例
　断端の尿管や動脈、静脈がどの程度露出しているかを確認できる。

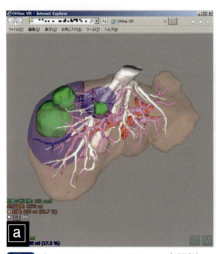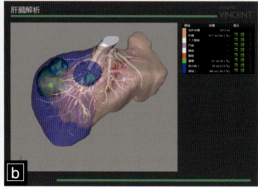

図5 オフラインVR、3D PDF表示例
a：オフラインVR例
　Internet Explorer上で任意の角度で観察を行える。
b：3D PDF例
　3Dレンダリング対応のPDFビューア上で任意の角度での観察や臓器、脈管系などの表示、非表示、半透明を行える。

Medicine（以下、DICOM）画像として送信し、手術時や患者説明用として利用していた。しかし、カラーのDICOM画像は3次元空間情報を有しておらず、限定した視線方向の表示のみとなっているため、外科医や依頼医の要求を完全には満たしていない。この問題を解決すべくMicrosoft社が提供するInternet Explorer上で動作するオフラインVR出力、また、サーフェスモデルを任意の方向から観察できる3D PDF出力機能を開発した（図5）。院内のVINCENTを利用できる端末で観察が可能であり、オフラインVR、3D PDFはファイル出力に対応しているため、院内のネットワークから切断されているスタンドアロンPCやノートPC上での再生も行える。

VINCENTでは解析アプリケーションを個々に独立して利用することが一般的である。たとえば、治療計画を立案するときは肺切除解析、肝臓解析（CT）腎臓解析、また呼吸器内科領域では気管支鏡シミュレータなど、1つの手技に対し1つのアプリケーションを利用することが多い。

一方で近年、術後に臓器の機能低下を防ぐため、複数の手技を組み合わせることで術後のQOL維持を目的とした縮小手術への試みがさまざまな施設で行われている。その中の1例として、早期肺

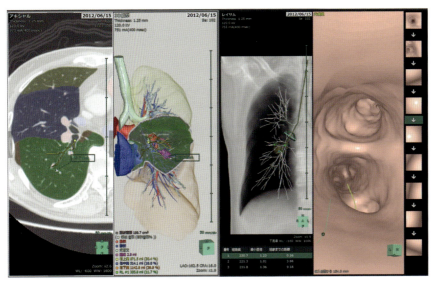

図6 コンソールモード画面例

画面左に肺切除解析、右に気管支鏡シミュレータのスナップショットを表示した例。予測ICG濃染領域（緑色。なお、近赤外線下では緑色で表示される）とICGを噴霧する位置を同時に観察できる。
※濃染領域計算における開始点と仮想内視鏡位置は同期しない。

癌や転移性肺がんに対して実施される縮小手術について、VINCENTが提案できる表示機能と絡めて紹介したい。

肺野領域で正確、かつ最小限に病変箇所を切除するため、病変部付近の複数気管支枝に対しIndocyanine Green（以下、ICG）を噴霧、および加圧後、一定時間が経過した後に近赤外線下で閲覧しながらICG蛍光領域の境界を切除するという術式が提案、および実施されている[5, 6]。

この術式ではICGが濃染する領域が病変を包含していることの確認、およびICGを噴霧するカテーテル先端の気管支分岐位置の確認が重要である。VINCENTでは肺切除解析でICGが濃染する予測肺表面領域を気管支枝の走行から統計学的手法で求め、病変部から切離断面や葉間膜までの距離計測の予測を行い、肺切除解析で設定した開始点付近の位置を別アプリケーションである気管支鏡シミュレータで再指定（手動）することでICGを噴霧する位置の仮想内視鏡画像を得ることができる。これら個別の解析アプリケーションの結果を1画面に表示することができるコンソールモードを利用すると、予測濃染領域と噴霧する場所の内視鏡画像を同時に表示できる（図6）。

● まとめ

本稿では解析アプリケーションと解析結果を閲覧する各種機能について紹介した。近年は病院内のさまざまな診療科の医療従事者は画像処理ソフトウェアを利用して、さまざまな目的で利用する機会が増加している。解析アプリケーションの操作性、臓器の抽出精度の向上に努め、これらの解析結果について有効活用できるようなシステム構築についても継続して注力していきたい。

販売名称：富士画像診断ワークステーション FN-7941型
認証番号：22000BZX00238000

参考文献

1) MAKUUCHI Masatoshi et al: Surgery for small liver cancers. In: Seminars in surgical oncology 9(4): 298-304, 1993

2) TAKAMOTO Takeshi et al: Planning of anatomical liver segmentectomy and subsegmentectomy with 3-dimensional simulation software. The American Journal of Surgery 206(4): 530-538, 2013

3) OGAWA Chikara et al: Virtual sonography for novice sonographers: usefulness of SYNAPSE VINCENT® with pre-check imaging of tumor location. Oncology 87(Suppl1): 50-54, 2014

4) ISOTANI Shuji et al: Feasibility and accuracy of computational robot - assisted partial nephrectomy planning by virtual partial nephrectomy analysis. International Journal of Urology 22(5): 439-446, 2-15

5) Sekine Y et al: OA 04.05 Intermediate Results of ICG Anatomical Segmentectomy Based on the Virtual Segmentectomy Simulation. Journal of Thoracic Oncology 12(11): S1752, 2017

6) 東京女子医科大学 八千代医療センター 呼吸器外科：http://www.twmu.ac.jp/TYMC/medical_guide/surgery/surgery01.html

Dual Energy CT と造影剤注入装置

LDIによって得られるTECの再現性
―変わりゆく検査手法において造影効果を適切に得るために―

荒木朋之
株式会社根本杏林堂 営業本部 営業推進課

● はじめに

近年のCT装置の目まぐるしい進歩によって、ノイズ低減技術を応用した低管電圧撮影や、異なるX線エネルギーを使用したdual energy撮影によってCTの撮影手法は従来の画一的なものから大きく変化を遂げている。造影剤の投与方法とCT装置の撮影手法は非常に密接な関係にあることから、われわれは常に現場の要求や意見を基に医療現場にプロトコルを提供し続けてきた[1~3]。

低管電圧撮影やdual energyによる仮想単色X線画像は、従来の撮影に比べて造影効果そのものが異なる特性をもつことから、造影剤の投与方法については十分な検討が求められている[4,5]。

本稿では2018年4月に国際医用画像総合展にて発表したLDI（Low Dose Injection method）の特徴および低管電圧、dual energy撮影におけるメリットについて紹介する。

● 低管電圧撮影における問題点

Dual Shot GXシリーズによって体重プロトコルが発表されてからすでに15年が経過し、造影剤の投与プロトコルは体重を基準に決定することが定着してきた。撮影技術においても近年普及し始めている画像ノイズ低減技術によって、低電圧撮影やdual energy技術によって仮想単色X線画像を得ることが日常的な検査の一部として使用されるようになりつつある。このような撮影技術の進化から、従来法（120kVp）を基準とした造影プロトコルに対しても再検討しなければならないパラメータが増加している。前述のdual energy撮影や低管電圧撮影では、従来と異なるX線エネルギーを用いて撮影されることから、ヨードの質量減弱係数はそのほかの体組成組織と異なる値、変化率を示す特性をもっている（図1）。

異なるX線エネルギーにおける撮影では、従来のTEC（Time Enhancement Curve）を再現するために投与時間を一定にし、ヨード濃度をコントロールする必要がある[6]。現在市販されているヨード造影剤の濃度は240、300、320、350、370mgI/mL（単位は同一、いずれもCT用として）の5種類のみであり、いずれも120kVpにおいて撮影することを基準として検討されたヨード濃度である。そのためdual energy等を用いたCT装置においては、固定化された造影剤濃度だけではTECを十分にコントロールすることが難しく、従来のTECとの再現性が得られなくなってしまう。この問題を解消するべく、適切な造影剤濃度を調節することが求められており、これらの投与条件を簡便、適切に設定可能とするためにLDIが開発された。

● TECの再現性を得るための条件

X線エネルギーによって異なるさまざまな条件下において、従来と同様のTECを再現するためには、単純に造影剤の総投与量を少なくするだけではなく、生体内における造影剤の動態を検討した

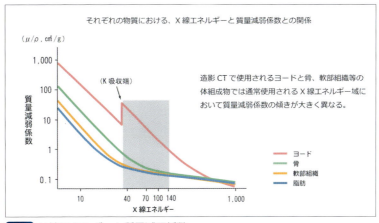

図1 X線エネルギーと質量減弱係数

上でプロトコルを決定しなければならない。造影剤は上肢の末梢静脈から投与されることが一般的であり、心腔内までの到達時間や、その血管内腔容量等を含めて適切な投与方法等の検討がなされてきた[7]。そのため、質量減弱係数によって造影剤の総投与量だけを少なくすることは、従来の注入時間を一定にする投与プロトコルを著しく変化させることになる。総投与量だけを少なくすることによって注入時間を一定にすれば極端に投与速度が低くなり、逆に投与速度を従来と合わせることで極端に短い投与時間となってしまうことになる。

また心腔内に到達するまでの血管内に占める造影剤の割合が増えることも大きな影響を与える一因となり得る。静脈末梢から上大静脈にかけて滞留する造影剤は、約30ccにも及ぶ報告がなされていることからこれらを考慮する必要性も示唆されている。そのため、従来と同様の条件における投与プロトコルを実施するには濃度の低い造影剤を用いて、従来同様の投与時間等を担保する必要があることになる。

● LDIを用いた適切な投与条件

撮影手法の変化によって造影剤の投与方法を検討することの必要性はその重要度を増している。実際の検査において多岐にわたる検討を行うことは煩雑であり、また設定や計算ミスにつながるリスクを高めることになる。実臨床現場では簡便、的確にこれらの要素を含めた設定を行えることが重要視されており、従来の基準を用いながら適切な投与条件を決定できるソフトウェアの開発が望まれていた。

造影剤注入器のプロトコルは、その多くが患者間、および経時的な状態変化においてもTECの再現性を得られるように体重当たりのヨード投与量を一定とした設定が行われるようになっている。撮影手技の違いによって造影剤の投与基準を変化させると、設定ミス等のリスクを高めるだけでなく、従来の画像を基準としたコントラストの検討を行う上でも比較が困難になる可能性がある。

これらのリスク低減や検討を容易にすることの重要性を踏まえて、LDIでは従来法の体重あたりヨード量を基準とし、撮影条件（kVp、keV）に合わせて生理食塩水との投与割合を任意に決定し、撮影プロトコルに応じたコントラストを得ることを可能としている。これによって、特定の撮影手法に向けた、さまざまな検査部位、検査内容等によってLDIプロトコルの組み立てを行うことが可能である（図2）。

LDIによってさまざまな条件下でTECのコントロールが可能となることは、今後低管電圧撮影やdual energy撮影のメリットをさまざまな検査内容に広げていく上で非常に重要なことである。臨床画像だけではなく、腎機能が低下していることによって、造影剤の投与量を控えながらも造影検査の実施を必要とされる場合などにおいても、被検者の身体的負担を低減させるメリットが得られると考えられる。今後もさまざまな状況において、撮影手法と合わせてより前向きなLDIの使用方法についての検討が行われていくことが期待される。

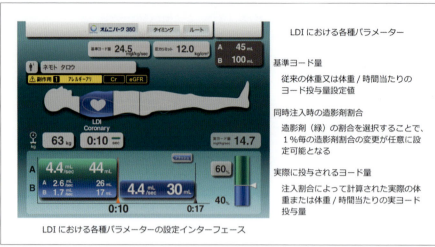

図2 LDIプロトコルの組み立て

● LDIを有効活用するためのデバイス

このようにLDIを用いた造影剤の投与を行う上では、投与プロトコルだけではなく、その注入状態を左右するデバイスにも目を向ける必要がある。LDIは単一の造影剤を使用した際に、さまざまなX線エネルギーによって変化が現れるTECを従来同様に再現できることを目的としたプロトコルである。安定したTECを再現させるための条件の1つとして、非常に高粘度であるヨードと、生理食塩水が十分に撹拌された状態で投与されることが不可欠となる。

従来のシリンジと針をつなぐルートというだけのエクステンションチューブでは、十分な撹拌を行うことができずLDIを使用してもそのメリットを十分に享受することはできないこととなる。そのため、弊社では従来のエクステンションチューブでは避けられなかった撹拌ムラを解消するために、「Nemotoスパイラルフロー」を使用することを推奨している（図3）。

従来のT字またはY字と呼ばれるエクステンションチューブでは、粘度が異なる2種類の薬液を直接同一管内に流すことにより、互いが分離した状態で血管に投与されることとなる。しかし、「Nemotoスパイラルフロー」では造影剤と生理食塩水の合流部に流入チャンバーを設け、チャンバー内で螺旋流にすることで粘度の異なる薬液を積極的に干渉させ、乱流化された造影剤が高効率で撹拌されることとなる。このチューブ内での十分な撹拌によって、LDIで設定された投与割合に応じた造影効果を適切に提供できることとなる。十分な撹拌が行われない環境下においては、さまざまな検討を行った投与法を適切に実行できないことが懸念されるため、弊社ではデュアル注入を可能とするCT用のエクステンションチューブはそのすべてを「Nemotoスパイラルフロー」での提供としている。

さらに、従来では60mLであった生理食塩水用のディスポーザブルシリンジに関しても、LDIによる投与割合と投与時間に対応できるように100mLの生理食塩水用ディスポーザブルシリンジを提供可能としている（図4）。

これら2つのデバイスを使用することによって、必要とされる適切な条件が具現化できるようになり、適切な造影剤の投与環境を実現できるようになった。

● おわりに

新たな技術を用いた検査を行うためには、撮影装置の進歩、技術開発等が不可欠である。しかしながら造影検査というカテゴリにおいては、撮影装置の進歩だけではなく、その検査に必要とされる造影剤、および造影剤の投与プロトコルに対し、フレキシブルに対応可能な造影剤注入器の存在が大きな影響を与えている。

今回紹介したLDIは、従来の基準だけでは対応できない新たな撮影技術において必要とされる機

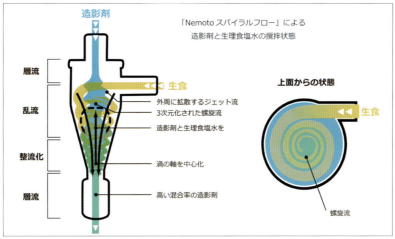

図3 Nemotoスパイラルフローの使用

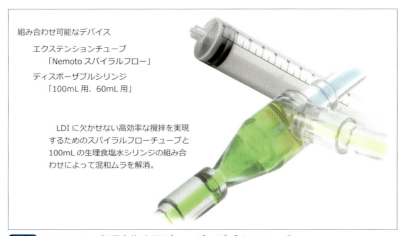

図4 100mLの生理食塩水用ディスポーザブルシリンジ

能である。弊社では診断装置の進歩とも歩調を合わせて常に最適な検査とその効果を提供できるように医療現場の声に真摯に向き合い、さらなる開発を進めていきたいと考えている。

参考文献

1) Yamashita Y et al: Abdominal helical CT: evaluation of optimal doses of intravenous contrast material a prospective randomized study. Radiology 216(3): 718-723, 2000

2) BAE KT: Intravenous contrast medium administration and scan timing at CT: considerations and approaches. Radiology 256(1): 32-61, 2010

3) Awai K et al: Effect of contrast material injection duration and rate on aortic peak time and peak enhancement at dynamic CT involving injection protocol with dose tailored to patient weight. Radiology 230(1): 142-150, 2004

4) Yuan R et al: Reduced iodine load at CT pulmonary angiography with dual-energy monochromatic imaging: comparison with standard CT pulmonary angiography--a prospective randomized trial. Radiology 262(1): 290-297, 2012

5) Van Hamersvelt RW et al: Contrast agent concentration optimization in CTA using low tube voltage and dual-energy CT in multiple vendors: a phantom study. Int J Cardiovasc Imaging, 2018

6) Kanematsu M et al: Low-Iodine-Load and Low-Tube-Voltage CT Angiographic Imaging of the Kidney by Using Bolus Tracking with Saline Flushing. Radiology 275(3): 832-840, 2015

7) BAE KT: Intravenous contrast medium administration and scan timing at CT: considerations and approaches. Radiology 256(1): 32-61, 2010

連載

本電子書籍は映像情報メディカル 2015 年 4 月号～ 2016 年 3 月号まで掲載された連載記事をまとめたものです。

CT心臓撮影法
The CT Cardiac imaging

[企画・監修] 山口隆義（華岡青洲記念心臓血管クリニック）
　　　　　　宮下宗治（社会医療法人耳鼻咽喉科麻生病院）

下記電子書籍ストアにてお求めいただけます
※予告なく変更になる場合がございます。

映像情報メディカル掲載の好評連載1年分全12回を電子書籍で1冊に！

こちらで販売中
 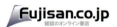 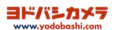
 ブックパス　BookLive　YONDEMILL
ebookjapan　Neowing　U-NEXT

- ●冠動脈動態解析アルゴリズムの効果
  佐藤英幸／社会福祉法人仁生社 江戸川病院
- ●心臓カテーテル検査の代替を目指して
  佐々木康二
  ／医療法人札幌ハートセンター 札幌心臓血管クリニック
- ●64 列 CT における心拍コントロールについて
  大西圭一／桜友会 所沢ハートセンター
- ●Dual source CT と Area detector CT の使い分け
  ―時間分解能を中心に
  大橋一也／名古屋市立大学病院
- ●2 機種のフラッグシップ CT を用いた心臓 CT
  Philips Brilliance iCT・
  Toshiba Aquilion ONE ViSION Edition
  神谷正貴／磐田市立総合病院
- ●Dual source CT による冠動脈撮影の実際
  能登義幸／新潟大学医歯学総合病院
- ●冠動脈 CT-angiography 検査における撮影条件の検討
  柴田英輝／ JA 愛知厚生連 豊田厚生病院
- ●冠動脈 CT の解像特性
  杉澤浩一／慶應義塾大学病院
- ●TBT（test bolus tracking）法と
  サブトラクション CCTA
  山口隆義／華岡青洲記念心臓血管クリニック
- ●冠動脈疾患における Dual-energy 技術の臨床応用と現在の課題
  田中　功／東京女子医科大学東医療センター
- ●心筋 Perfusion CT の基礎
  永澤直樹／三重大学医学部附属病院
- ●心臓 CT における FIRST の初期経験
  藤岡知加子／広島大学病院

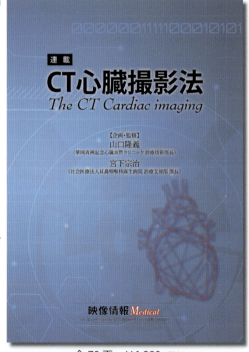

全 70 頁　￥1,280（税込）

【お問い合わせ】
産業開発機構株式会社　映像情報メディカル編集部
［TEL］03-3861-7051 ［FAX］03-5687-7744
［E-mail］sales@eizojoho.co.jp

CT、この1年の歩み

- AiCE
  Deep Learning Reconstruction—臨床に次世代再構成を—／
  キヤノンメディカルシステムズ株式会社 ほか ……………………………………… 160

- GECT この1年間の進歩／
  GEヘルスケア・ジャパン株式会社 ……………………………………………… 164

- 常にパイオニアであり続けるSOMATOM CT／
  シーメンスヘルスケア株式会社 …………………………………………………… 168

- 64ch/128slice CTシステム『SCENARIA View』の紹介
  －SCENARIAからの進歩－
  株式会社日立製作所 ………………………………………………………………… 173

- IQonスペクトラルCTの紹介／
  株式会社フィリップス・ジャパン ………………………………………………… 178

CT、この1年の歩み

AiCE Deep Learning Reconstruction
―臨床に次世代再構成を―

松浦正和[*1]／秋野成臣[*2]

Canon Medical Research USA, Inc. CT Reconstruction Scientist[*1]／
キヤノンメディカルシステムズ株式会社 CT事業部 CT開発部[*2]

● はじめに

2018年4月10日、当社は世界に先駆けて日本でAiCE(Advanced Intelligent Clear-IQ Engine)を高精細CT『Aquilion Precision™』[1)]に搭載し、販売を開始した。

AiCEはDeep learningを用いて設計したノイズ成分と信号成分を識別する処理を用い、空間分解能を維持したままノイズを選択的に除去する再構成技術である。CTスキャナがもっている最大限の空間分解能を引き出しながら、高いノイズ低減効果を得ることができる。低コントラスト領域においても、粒状性を維持しながら高いノイズ低減効果が得られ、低線量領域でも安定した画質向上を実現している(図1)。

Deep learningを用いた再構成により、より高い臨床価値を提供することが、AiCEの目的である。本稿ではAiCEが実現する再構成法を示し、臨床データにAiCEを適用した結果を示す。

● AiCEが実現する再構成

当社は2007年にArea Detector CT、Aquilion ONE™を発売した。2017年には面内空間分解能0.15mmと最小スライス厚0.25mmを有し、従来では得られなかった高精細撮影ができる160列マルチスライスCT装置『Aquilion Precision™』を発売した。これら開発目的はより高い、新しい臨床価値を提供することにある。CT装置の進歩はハードウェアだけではなく、当社はその時代を牽引する次世代の再構成技術を次々と搭載してきた(図2)。この中でも、特筆する再構成技術として、AIDR3D (Adaptive Iterative Dose Reduction 3D)とFIRST (Forward projected model-based Iterative

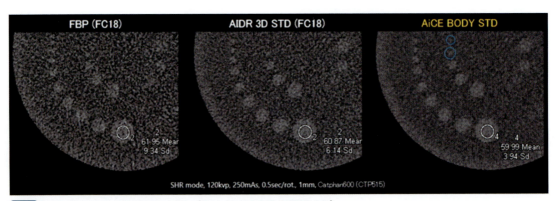

図1 Low Contrast Detectability (Catphan600 CTP515)

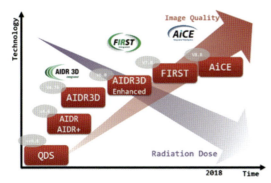

図2 キヤノンメディカルシステムズ CT再構成技術

Reconstruction SoluTion)[2]がある。AIDR3Dは撮影プロトコルの被ばく線量が大幅に見直される技術革新となった逐次近似応用再構成であり、FIRSTはMBIR（Model Based Iterative Reconstruction）を用いたAIDR3Dからさらなる低被ばくと高画質を実現した再構成技術である。

これら逐次近似型再構成では、Anatomical Model、Statistical Modelなどの既知のモデルを再構成に組み込むことにより、ノイズ低減や空間分解能向上を実現している。言い換えれば、モデルをどのように生成するかが、再構成技術の重要なポイントとなる。

近年注目されているAI（Artificial Intelligence）技術の1つであるDeep learningはこのモデル生成の精度が優れている。Deep learningにおけるモデルは、ディープニューラルネットワークと呼ばれる、深い階層のニューラルネットで構成されている。Deep learningの重要なタスクにこのディープニューラルネットワークの学習がある。学習データを与え、各ニューラルネットのパラメータを最適化することが学習の目的である。どのような学習データを与えるかにより、Deep learningの目的が異なり、またモデル精度に大きく影響を与える。

1）AiCEの学習（図3）

AiCEはDCNN（Deep Convolution Neural Network）のディープニューラルネットワークを用いている。

AiCEの学習ではINPUTをTAGETに近づけるようにDCNNを最適化する。DCNNのモデル精度は、学習データに大きく依存し、膨大なデータ数、そしてTARGETには高品質なデータが求められる。

INPUTにはノイズを多く含むデータなど、さまざまな低品質なデータを用い、TARGETには

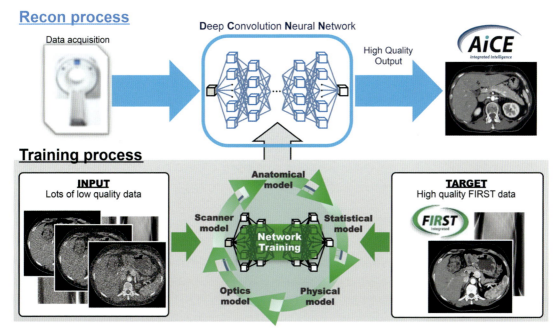

図3 AiCE：Deep Learning Reconstruction

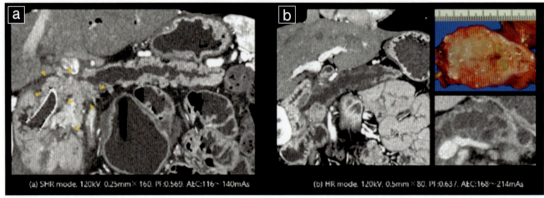

図4 AiCE臨床適用例
a：膵頭部がん
b：混合型IPMC（膵管内乳頭粘液性腺癌）
画像提供：国立がん研究センター中央病院様

ノイズが少なく、分解能の高いFIRSTの高品質なデータを用いている。

2）AiCEの再構成（図3）

学習されたDCNNを再構成に用いることにより、AiCEは高画質を実現している。

DCNNはMBIRであるFIRSTのAnatomical Model、Statistical Modelなどのモデルを学習しており、学習時のTARGETと同等な高品質の画像を得ることができる。学習により生成されたモデル（DCNN）を利用することで高品質な画像を高速に再構成できる。

3）AiCEの特徴

①低ノイズと高い空間分解能

大幅なノイズ低減効果と空間分解能の向上を実現する。

通常のMBIRでは困難であった低コントラスト領域における高いノイズ低減効果や粒状性の維持効果が高く、低線量領域での安定した画質向上を実現する。

②再構成高速化

MBIRであるFIRSTの画像再構成には膨大な計算が必要である。しかし、AiCEではDCNNにFIRSTのモデルが含まれているために、大幅に計算量を削減できた。

さらに、AiCEでは複数のGPUを用い再構成することで高速化している。その結果、ルーチンCT検査での使用を可能にする。

③ワークフロー

AiCEは検査プロトコルに組み込んでスキャン連動で再構成することで、AiCEの被ばく低減効果を見込んだ撮影条件を設定することが可能である。具体的には、Volume EC（Volume Exposure Control）で再構成モードをAiCEに設定し、さらにAiCE強度を選択すると、強度に応じたX線の管電流が算出され、被ばく低減が可能となる。

これはAIDR3Dや、FIRSTと同じ操作性であり、従来のワークフローを変えることなく、AiCEの使用を可能にする。

● 臨床にAiCEを

図4aは胃十二指腸動脈根部・腹腔動脈幹まで浸潤が及んでいるため切除不能と診断された膵癌のケースである。ステントが留置されているが、AiCEはブルーミング等のアーチファクトも少なく壁肥厚の視認性等も高い事が確認できる。

図4bは主膵管の著明な拡張と壁不整、分枝膵管の拡張が見られる。手術では膵管内全体に腫瘍が見られた。AiCEはノイズ低減効果も高く、腫瘍性状鑑別における充実成分の有無や隔壁厚の視認に有用であると考えられる。本例では、AiCEは病理組織標本とも対応していることが解る。

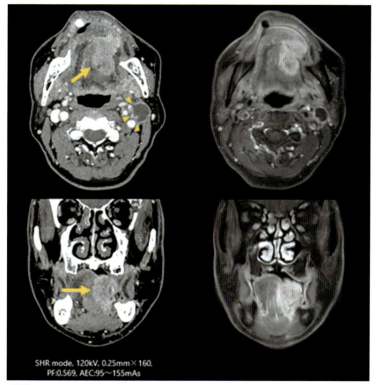

図5 AiCE臨床適用例とMR比較：舌癌（リンパ節転移）

画像提供：国立がん研究センター中央病院様

図5では、AiCEによりリンパ節辺縁が明瞭に描出され、節外浸潤の判定にも有用であると考える。本例ではMR同等の病変描出能を確認できる。

おわりに

Deep learning reconstruction、AiCEは高精細CT『Aquilion Precision™』のもつ高い空間分解能を保ちつつ、高いノイズ低減効果を実現した。これにより、より高い臨床価値を提供できると考える。

当社は、今後もより高い臨床価値の提供を目的に、次世代の再構成技術の研究を進める。

謝辞
AiCEの開発にあたっては、国内外の諸先生方からさまざまな貴重なご意見を頂戴いたしました。この場をお借りして厚く御礼申し上げます。

参考文献

1) 信藤康孝：高精細CT『Aquilion Precision™』〜高精細画像による新たな臨床価値への期待〜，Multislice CT 2017 BOOK（映像情報メディカル増刊号）49（8）：190-193, 2017.

2) 近藤 玄：Area Detector CT『Aquilion ONE/ViSION FIRST Edition』〜逐次近似再構成技術を臨床現場へ〜，Multislice CT 2015 BOOK（映像情報メディカル増刊号）47（11）：165-168, 2015.

CT、この1年の歩み

GECT この1年間の進歩

山﨑幸弘／内田美帆
GEヘルスケア・ジャパン株式会社 イメージング本部 CT営業推進部

● はじめに

　GEヘルスケア・ジャパン株式会社は、2018年4月に新製品であるCT装置『Revolution Frontier』の販売を開始した。また、新たなデジタルソリューションである『Smart Subscription』も今後販売予定である。今後のCT装置に欠かせない機能を搭載したRevolution Frontierと、CT装置の稼働サイクルにおける課題を解決するソリューションであるSmart Subscriptionは、今後ますます複雑化するCT撮影・CT運用の課題を解決することを目指している。

● Revolution Frontier

　Revolution Frontierは、現在のCT検査に求められる2大要素である優れた空間分解能、そして最新のdual energy撮影の双方の機能を1台のCTで有している。これにより、多様化するCT検査へのニーズに応え、さまざまな臨床的アウトカムを実現することが可能となる（図1）。

1）High-resolution scan

　Revolution Frontierの特長の1つは、全身領域で使用可能な高分解能モード撮影「High-resolution mode」である。Revolution Frontierは優れた光応答特性をもつGemstoneシンチレータを使用しており、従来のCTと比較して約2.5倍、秒間7,131ビューのデータサンプリングを行うことで0.23mmの空間分解能を実現している。特にオフセンターの領域においてその効果は大きく、心臓領域だけでなく全身領域でその恩恵を受けることができる。例として、冠動脈CTにおいては従来観察することが難しいと言われていたステント内再狭窄や石灰化周辺のプラーク評価などに有効である。特に従来CTでは困難であると言われていた2.5mm径のステント内狭窄評価については、High-resolution modeを用いることにより3mm径ステントとほぼ変わらない結果となっている[1]。もちろん冠動脈領域だけでなく脳血管領域や肺野領域でもその恩恵は大きい。

2）GSI Pro（Dual energy CT）

　Revolution Frontierのもう1つの大きな特長はGSI Pro（dual energy CT）である。Dual energy CTは、その特長である仮想単色X線画像（以下、Mono画像）や物質弁別画像を取得できることにより、single energy CTにおける制限を克服し現在のCTの役割を超える新たな撮影方法として期待されている。主にヨード密度情報よるコントラストの向上や、組織間の僅かなコントラストの違いを増強することにより、病変検出を向上させることが知られており、腹部領域の多層撮影のスキャン数を減らす可能性も示唆されている[2]。

　GE社のdual energyアプリケーションは「Gemstone Spectral Imaging：GSI（ジーエスアイ）」と称しており、ガントリ回転中に管電圧を80kVpから140kVpへ高速で切り替えながら連続

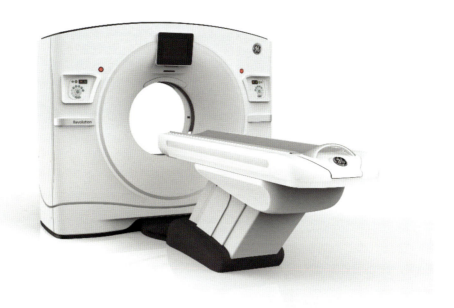

図1 Revolution Frontier 外観

的に2つのエネルギーのデータを収集するFast kVp switching方式を採用している。GSIはdual energyを考える上で重要なポイントである、良好なエネルギー分解能、2つのエネルギー間の時間的・空間的ズレの少なさ、撮影視野の制限がない点のすべてを同時に達成しているため、全身領域で高精度なdual energy撮影を行うことが可能である。また、取得した2つの管電圧のデータを使用して生データ上でビームハードニング補正を行うため、そこから計算されるMono画像はビームハードニングの影響が除去された高画質画像となる。

これら2つの特長はどちらもCTに求められる重要なものであり、今後欠かすことができない。この双方の機能を1台のCTで使用できることにより、多様化するCTへのニーズに応えることが可能となる。Revolution Frontierによってもたらされるクリニカルアウトカムの代表的な例としては、定量（サイズ計測）の精度向上、確信度の高い診断、腎機能に合わせた造影剤量の使用、目的に合わせたヨード造影剤の強調、留置された金属デバイスに合わせたフォローアップ、治療効果の判定などが挙げられる*。

これらはCT検査における個別化医療に貢献し、すべての患者に最適な医療情報を提供する一翼を担うものと考える。

● Smart Subscription

昨今CT検査はますます多くの役割を担うようになり、検査および読影までのワークフローは複雑化していると言える。また、複数のCT装置が稼働している施設も多く、装置ごとの性能・機能の差異が検査から診断までのワークフローのみならずクオリティにまで影響を及ぼし得る。一方で、CT装置の稼働サイクルは10年を超える場合もあるため、新旧さまざまなシステムを使用しながら検査の効率や質を均一化することは非常に困難である。すなわち、稼働直後から始まる装置の陳腐化が現在のCT検査を取り巻く環境における1つの大きな課題であり、これに対してはシステムのアップグレードなどで解決されることもある。しかし、そのアップグレードパスも既存システムの仕様により制限がある場合などもあり、「装置の陳腐化」に対する完全なソリューションとはなっていないのが現状である。このような課題を解決するため、

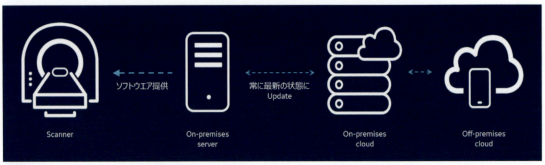

図2 Smart Subscriptionの概要

表 従来方式とサブスクリプション方式との違い

	従来	サブスクリプション方式
支払	購入時に一括で支払い	定期的に支払い
ソフトウェア仕様	購入時の仕様のまま	常に最新バージョン
ハードウェア仕様	購入時の仕様のまま	常に最新バージョン
CT更新時	以前使用していたソフトは再度購入必要	以前使用していたソフトは継続使用可能
購入対象	ソフトウェアの所有権	ソフトウェアの使用権

　GEヘルスケアでは新たなデジタルソリューションを開発した（以下、Smart Subscription）。図2に本サービスの概要を示す。

新たなデジタルソリューション

　従来のCTではスキャンしたデータをコンソールで画像再構成し、その画像データからワークステーションなどを用いて3D作成・解析等行っていたが、Smart Subscriptionにおいては画像再構成・3D解析等のアルゴリズムおよびソフトウェアを別置のサーバにて提供する。これにより、CTシステムはスキャナと画像再構成・解析システムに分かれる格好となる。このサーバはネットワークを介して最新の状態にアップデートされることで、常に最新のソフトウェアを利用できる。また、サーバは貸与される形でユーザへ提供されるので、サーバ自体を随時更新することが可能である。このように常に最新のハードウェア・ソフトウェアを利用できることでCT装置の陳腐化を防ぎ、どのシステムでも質の高いCT検査を提供

可能とすることがSmart Subscriptionによるアウトカムである。

　また、本サービスは「サブスクリプション方式」、すなわちサービスに対して定期的に利用料金を支払う形にて提供されることも特徴の1つである。

　表に従来方式とサブスクリプション方式の違いを概要として示す。従来方式では、CTのソフトウェアやハードウェアは基本的には購入時の仕様のまま向上することはない。ソフトウェアも購入したものだけが搭載され、さらにシステム更新時には同様のアプリケーションを使用する場合でも再度購入する必要がある。一方で、サブスクリプション方式においては、CTのソフトウェアおよびそれに伴うハードウェアは常に最新バージョンが保証され、ソフトウェアに関しては契約の範囲内でそのときに使用したいものを自由に選択することが可能なように設計されている。さらにシステムが更新された際には、サービスを継続することでそのままアプリケーションを使用し続けられる。つまり、従来方式では「ソフトウェアの所有権」を購入していたのに対して、サブスクリプション

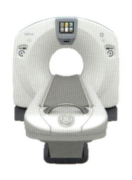
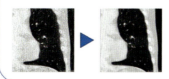
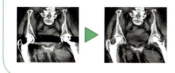

図3 Optima CT660にてSmart Subscriptionサービス開始

方式では「ソフトウェアの使用権」を購入することでよりフレキシブルなサービスが可能となっている。

日本国内でのサービス展開

Smart Subscriptionは2018年中旬よりサービスを開始予定であり、現在Optima CT660において対応可能となっている(図3)。ソフトウェアとしては逐次近似画像再構成法ASiR-Vと、金属アーチファクト低減アルゴリズムSmart MARがOptima CT660全機種で利用可能である。将来的には対応機種の拡大はもちろん、ソフトウェアパッケージの追加も予定しており、今後のサービス展開に期待されたい。

まとめ

本稿では、CT検査における個別化医療に貢献する機能を有する新しいCT装置『Revolution Frontier』について、そして長寿命化するCT装置へ新たなライフサイクルを提案するデジタルソリューション『Smart Subscription』について解説した。GEヘルスケアはCT装置の開発のみならずこのようなデジタルソリューションにも注力することで、ユーザの皆様、ひいては患者に真のアウトカムを提供すべく邁進していく所存である。

マルチスライスCTスキャナ LightSpeed
類型 Revolution Frontier
医療機器認証番号 21100BZY00104000

全身用X線CT診断装置 Optima CT660
医療機器認証番号：222ACBZX00021000

文中Smart Subscriptionは、医療機器認証番号：230ACBZX00001000号
販売名称：e.Box（イーボックス）を示します。
販売名称：e.Box（イーボックス）
医療機器認証番号：230ACBZX00001000

＊ユーザからのコメントであり、弊社が本効果を保証するものではない。
 掲載画像はすべて病院様からご提供を受けたものであり、論文・発表・コメントは病院様の使用経験に基づくもので、仕様値として保証するものではない。

JB58116JA

参考文献

1) Tanami Y et al: Improvement of instent lumen measurement accuracy with new high-definition CT in a phantom model: comparison with conventional 64-detector row CT. Int J Cardiovasc Imaging 28(2): 337-342, 2012

2) Material Separation Using Dual-Energy CT: Current and Emerging Applications. Radiographics July, 2016

CT、この1年の歩み

常にパイオニアであり続ける SOMATOM CT

藤原知子
シーメンスヘルスケア株式会社 CT事業部

● はじめに

　Siemens Healthineersでは、3つの柱を軸に価値の提供を行っている。よりインテリジェントな技術を用いて検査の質を高め、最終的に個別化医療に結び付けた予防や治療方法によって、医療全体の質を高めていく「Expanding Precision Medicine」。医療サービスの提供方法にさまざまな変革を施し、より幅広く提供していく「Transforming Care Delivery」。患者の満足度向上を目指し、患者の視点に立って検査や分析等のあり方を改善していく「Improving Patient Experience」、の3つである。
　CT画像診断の分野でも、「すべての人に画一的な検査」ではなく、各個人の年齢、病状などを考慮した上で、最適な検査プロトコルを選択することが「Expanding Precision Medicine」や「Improving Patient Experience」につながると考えている。

● 最新技術「FAST 3D Camera」、「Tin filter technology」

　「Precision for All」のコンセプトのもと、SOMATOM ForceのDNAを継承した最新のDual Source CT、SOMATOM Driveの導入が進んでいる。また、タブレット端末を駆使したMobile Workflow CT、SOMATOM goプラットフォームのラインナップを拡充し、本年4月よりSOMATOM go.Topをリリースした。Cardiac Imaging・Dual Energy Imaging・Low kV

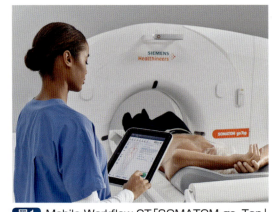

図1 Mobile Workflow CT「SOMATOM go. Top」
Cardiac Imaging・Dual Energy Imaging・Low kV Imagingなど最新Imaging技術に対応したハイエンドモデル。

Imaging・Tin filter Imagingなど最新Imaging技術に対応したハイエンドモデルである(図1)。Mobile Workflow機能も拡張され、「Guide & Go」ファンクションによってCTガイド下穿刺のワークフローをサポートする(図2)。同じく本年4月にリリースしたSOMATOM Edge Plusでは、最新技術となる「FAST 3D Camera」を搭載している(図3)。RGBカメラ画像と赤外線測定データを元に、患者の形状、位置、高さ情報を3次元的に認識することで、検査部位に応じて位置決め撮影範囲を自動設定したり、テーブル高のセンタリングをシステム側で自動で行うことが可能になる。精度の高いテーブル高設定は正確なAuto Exposure Controlにつな

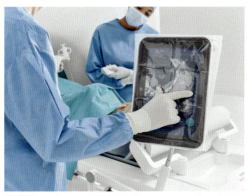

図2 タブレット端末を活用したCTガイド下穿刺サポート機能「Guide & Go」

画面の拡大・縮小、レイアウトの変更、プロトコルの選択等、手元のタブレット端末で直観的な操作を行うことができる。

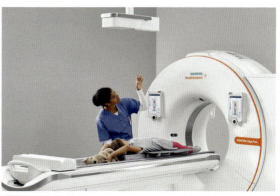

図3 最新技術「FAST 3D Camera」を初めて搭載した「SOMATOM Edge Plus」

ビギナーでも熟練者と同様の精度の高いポジショニングが可能になるだけでなく、システム側で再現性の高い正確なポジショニングを自動で行うことで、検者の業務負荷を軽減し、検査のスループットを上げることができる。

がり、最終的に被ばく線量や画質の最適化につながる[1]。また、患者の寝ている方向（Head first/Foot firstおよび腹臥位／仰臥位）を認識し、登録プロトコルと異なる場合はフェイルセーフとしてシステム側からその旨を知らせることができる。FAST 3D Cameraのメリットは、ビギナーであっても熟練者と同様の精度の高いポジショニングが可能になるということだけでなく、システム側で再現性の高い正確なポジショニングを自動で行うことで、検者の業務負荷を軽減し、検査のスループットを上げられる点である。

これら最新機種に共通する独創的な機能として、Tin filter technologyがある。連続X線を利用するCT装置では、画像に寄与しない低エネルギー成分を除去する付加フィルタが搭載されている。一般的に、付加フィルタにはX線の利用効率を高める働きがあり、患者への無効被ばくを低減するとともに、画質と被ばくを最適化する役割を果たしている。造影検査ではヨード造影剤を用いるため、除去すべき低エネルギー成分について、ヨードの検出感度を損なわない程度に調整されている。これに対して、Tin filterは、主にヨード造影剤を使用しない非造影検査や高コントラスト領域にターゲットをあてて大幅な被ばく低減を狙った新たな可動式フィルタであり、Bowtie filterやWedge filterと呼ばれる一般的な付加フィルタに追加され、連続スペクトルの低エネルギー成分をより強力に除去し、結果的に平均エネルギーを高エネルギー側へシフトさせる特性を有する。図4の100kVのX線スペクトルに注目すると、スペクトルが約30keVを開始点として分布しており、これは標準的な付加フィルタがヨードのk-edge（33.2keV）を考慮して設計されていることを示している。一方、Tin filterを通過したSn100kVは、約50keVを始点とするX線スペクトルを形成しており、より強力に低エネルギー成分が除去され、平均エネルギーが高エネルギー側へシフトしていることがわかる。このように、診断能を担保しつつ被ばくを低減するストラテジーとして、X線管や付加フィルタ、検出器といったCT装置の要素技術を向上し、逐次近似画像再構成法（IR）を洗練したことで、一般レントゲン撮影と同等の線量レベルで胸部低線量CT撮影が可能となっている[2,3]。AAPM（The American Association of Physicists in Medicine：米国医学物理学会）のCT Lung Screening standardization working groupより提示された推奨プロトコルでは、doseに関して「標準体重（70〜90kg）に対して3mGy以下、1mSv以下」と設定されている他、各ベンダー／各CTスキャナにおける推奨プロトコルが公表されている[4]。基本的に各ベンダー／各CTスキャナに対してIRを使用すると1.7〜3.0mGyという値が示されているが、IRに加えてTin filterを用いたSOMATOM Forceのプロトコルのみ、0.5mGy

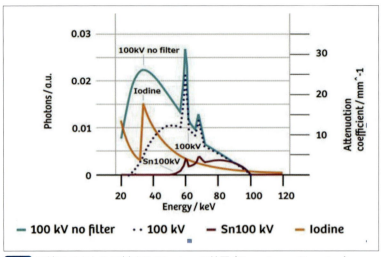

図4 X線スペクトルに対するfilteringの効果（Spectrum Shaping）

filteringを行わないオリジナルのX線スペクトル（100kV no filter）に対し、一般的な付加フィルタでfilteringされたX線スペクトル（100kV）はヨードのk-edgeを考慮したエネルギー帯となっている。主にヨード造影剤を使用しない非造影検査や高コントラスト領域にターゲットをあてて大幅な被ばく低減を狙ったTin filterでfilteringされたX線スペクトル（Sn100kV）は大幅に高エネルギー側へシフトされた形状となる。

という桁違いの値が設定されていることからも、Tin filterの効果を推し図ることができる。また肺がんCTスクリーニングに限らず、撮影範囲に水晶体を含む眼窩、副鼻腔、また四肢、脊椎といった整形領域へもTin filter technologyの適用が広まっている。さらに、CTガイド下穿刺プロトコルにも適用可能となることから、被ばく低減と同時に、ニードルからのアーチファクト低減にも効果を発揮する。

● ALPHA（Automatic Landmarking and Parsing of Human Anatomy）technology

近年、Machine Learning（ML）やDeep Learning（DL）といったArtificial Intelligenceを利用した画像診断支援ソフトウェアの開発、利用が進んでおり、今後も発展が望まれる分野である。本領域の開発は日進月歩であるが、研究段階のものだけでなく、SOMATOM CTではすでに実装されているものも少なくない。たとえば、効率的な読影をサポートする「ALPHA（Automatic Landmarking and Parsing of Human Anatomy）technology」は、解剖学的ランドマークをベースとしたデータ処理を元に、大量のリファレンスポイント（たとえば骨、関節、臓器、血管、等）を利用して現実の解剖モデルに当てはめることで複雑な3次元データの自動処理を可能とし、パターン認識アルゴリズムで解剖学的構造の検出を行っている。また、このアルゴリズムは人間の視覚システムと同じようなストラテジーであり、ある時点では限られた関心領域にフォーカスしながらも、即座に他のエリアにフォーカスを移すことができる眼のような動きを模している。

「Spine Label」、「Rib Label」、「Rib Unfolding」はALPHA technologyをベースにしたソフトウェアの代表であり、椎体や肋骨を自動でナンバリングして画像上にそのラベルを表示する（図5）。椎体にはC（頸椎）、T（胸椎）、L（腰椎）の情報、肋骨にはL（左）、R（右）の情報も付記される。さらに、椎体個々の解剖学的傾斜に応じて角度を調整し、椎体／椎間の評価が容易となる軸位像を作成することもできる。また、肋骨に関しては通常Axial画像に斜入するため、その一部分ずつをAxial画像上で前後しながら評価することになるが、自動的にナンバリングが施されることでcounting errorを防ぎ、病変評価に際して読影医の負担を軽減することができる。スピードが重要

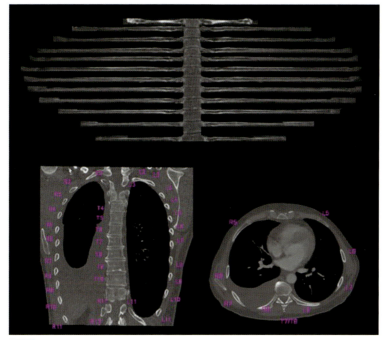

図5 ALPHA technology：椎体、肋骨の評価
上段：Rib Unfolding
下段：Spine Label、Rib Label
椎体、肋骨を自動でナンバリングして画像上に表示。椎体にはC（頸椎）、T（胸椎）、L（腰椎）の情報、肋骨にはL（左）、R（右）の情報も付加される。

となる救急医療において多発外傷患者の骨折確認などで救急医に評価を得ている。

MLを用いてトレーニングを重ねたALPHA technologyは、複雑な臨床条件においても精度の高い臓器検出を可能としており、たとえば理想的なポジショニングができなかった場合、また病気によって臓器に変化があった場合などでも解剖学的構造を認識し、分類することができる。これにより、病変の位置をすばやく同定するだけでなく、複数のタイムポイントで撮影された同一患者のデータをシンクロさせ、自動アライメントを行うことが可能となる。つまり、腫瘍の進行、もしくは治療効果をフォローアップ評価する際に、以前の検査データと一致した断面での経時比較を容易に行うことができる（図6）。複数のフォローアップデータを一度に確認することができるため、放射線科医からの評価が高い。

日々大量の画像データを読影する放射線科医をサポートするために、CAD機能を始め今後さまざまな分野で自動化されたソフトウェアが必要になると考えられる。ALPHA technologyはMLを利用して数百件にも及ぶサンプルスキャンデータでアルゴリズムをトレーニングし、ソフトウェアを絶えず進化させており[5〜7]、今後のさらなる発展に期待がもてる。

● 検査から読影まで、CTにかかわるトータルワークフローの支援機能

SOMATOM CTにおいては画像診断のステップだけでなく、前述のFAST 3D Cameraのように、CT装置本体に撮影をサポートする機能も実装されている。たとえば、Topogram（位置決め画像）から得られる解剖学的情報を元に、該当検査に必要な範囲を自動で設定する「FAST Planning」、造影検査の際に自動で大動脈や肺動脈幹を検知してボーラストラッキング用のモニタリングROIを配置する「FAST ROI」、造影検査後にその成否を瞬時に判断するサポートを行う「Check & Go」などが代表的なものである。

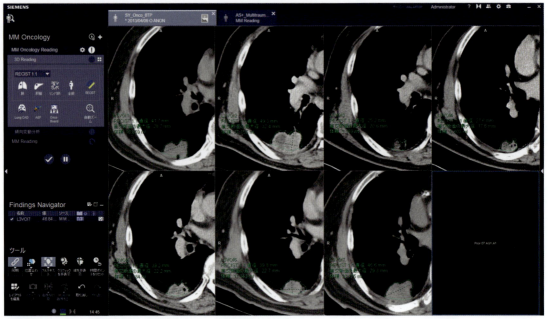

図6 ALPHA technology：フォローアップ読影
素早い臓器検出を行い、複数タイムポイントで同一断面を評価。腫瘍の進行、もしくは治療効果をフォローアップ評価する際に、以前の検査データと一致した断面での経時比較を容易に行うことができる。

日常診療において画像診断を行う医師だけでなく、検査を行う技師の負担も軽減することで、一連のワークフローの効率化を進め、再現性や精度の高い検査、診断のサポートができると考えている。

● おわりに

冒頭で紹介した3つの価値をサポートする技術として、Siemens Healthineersでは、いち早くAI技術の開発に取り組んできた。アルゴリズム開発において、400を超えるML、100を超えるDL等の特許技術を所有し、また、パートナーシップ締結施設から提供された約2億5千万件以上の治療が施された医療画像を用いて高度な開発を進めている*。今後は、それらの開発成果であるSiemens HealthineersのAI技術の利点を生かし、より定量的で質の高い診断を実現し、自動化や最適化による検査支援を行い、患者負担の軽減や治療選択時の分析結果を提供していきたい。

＊2018年4月時点

参考文献

1) Saltybaeva N et al: Precise and Automatic Patient Positioning in Computed Tomography: Avatar Modeling of the Patient Surface Using a 3-Dimensional Camera. Invest Radiol. 2018 May; 14 [Epub ahead of print]

2) Gordic S et al: Ultralow-dose chest computed tomography for pulmonary nodule detection: first performance evaluation of single energy scanning with Spectrum Shaping. Invest Radiol. 2014 Jul; 49 (7): 465-473

3) Mettler FA Jr et al: Effective doses in radiology and diagnostic nuclear medicine: a catalog. Radiology. 2008 Jul; 248(1): 254-63

4) Lung Cancer Screening CT Protocols Version 4.0. AAPM. 2/23/16

5) Tao Y et al: "Robust learning-based parsing and annotation of medical radio-graphs." IEEE Trans Med Imaging 30: 338-50, 2011

6) Yan Z et al: "Bodypart recognition using multi-stage deep learning." In Process Med Imaging 24: 449-61, 2015

7) Zhou XS et al: "Mining anatomical, physiological and pathological information from medical images." ACM SIGKDD Explorations Newsletter 14: 25-34, 2012

CT、この1年の歩み

64ch/128slice CTシステム『SCENARIA View』の紹介
－SCENARIAからの進歩－

近藤正尚

株式会社日立製作所 ヘルスケアビジネスユニット グローバルビジネス統括本部

● はじめに

株式会社日立製作所(以下、日立)は、64ch/128slice CTシステムの新製品『SCENARIA View(シナリア ビュー)』を2018年4月より発売した(図1)。SCENARIA Viewは全身0.35秒／回転の高速撮影が可能な64ch/128slice CTシステム『SCENARIA(シナリア)』の後継機であり、SCENARIAからの主な進歩は、次のとおり。

・次世代の逐次近似処理「IPV*」の搭載
・撮影範囲の自動設定機能や解析処理・画像転送自動化によるワークフロー改善
・被検者や操作者の負担を軽減するガントリデザイン
・省スペース設計
・Eco modeの搭載

本稿では、これらについて図を交えて紹介する。

＊Iterative Progressive reconstruction with Visual modelingの略称である。

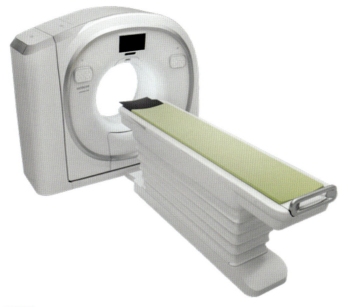

図1 SCENARIA View

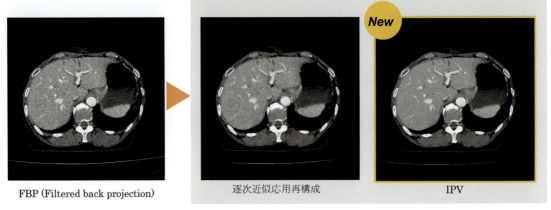

図2 IPVによるノイズ低減および視認性の向上

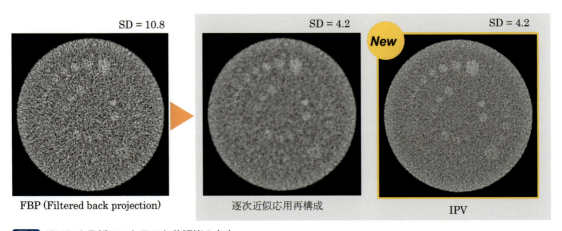

図3 IPVによる低コントラスト分解能の向上

● 次世代の逐次近似処理「IPV*」の搭載

　CTに求められる最も重要なポイントは「被ばく低減」と「高画質化」である。一般に、「被ばく低減」と「高画質化」はトレードオフの関係にあるが、われわれは「被ばく低減」と「高画質化」の両立をめざし、次世代の逐次近似処理であるIPVを開発し、SCENARIA Viewに搭載した。このIPVは高い被ばく低減率においても、画像の質感（Texture）を維持し、低線量時でも視認性の優れた画像を提供する。さらに、専用のオペレーションルームや追加のハードウェアを必要としない。

　IPVを施した画像はノイズ低減と視認性の向上を実現し、低コントラスト分解能も大幅に向上している（図2、3）。このため、FBP（Filtered back projection）画像と比較すると、画像ノイズは最大90％、被ばくは最大83％の低減が可能であり、高コントラスト分解能および低コントラスト検出能はそれぞれ最大2倍に改善することができる。また、IPVの応用例としては、低管電圧撮影が挙げられる。一般的に低管電圧撮影は被ばく低減と造影剤使用量の低減が期待されるが、線量不足により画像ノイズが増加する。そこで、低管電圧撮影時にIPVを用いることでノイズ低減効果が期待される。

● 撮影範囲の自動設定機能や解析処理・画像転送自動化によるワークフロー改善

　CT検査は非常に操作手順が多く、ワークフローの改善は検査スループット改善に繋がる。このた

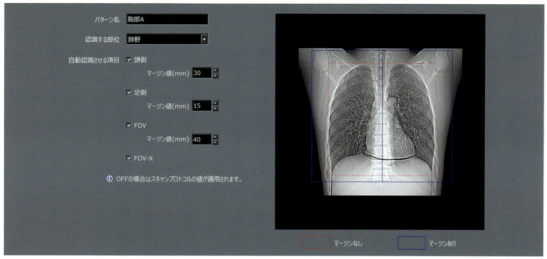

図4 AutoPoseによる撮影範囲の設定

め、SCENARIA Viewではワークフローの改善にも取り組み、CT検査時のワークフローを細分化・最適化し、特に操作者の負担が大きいシーンを短縮することで、検査時間の削減をめざしている。たとえば、SCENARIA Viewでは検査時間の削減をめざすため、撮影範囲を自動で設定するスキャン範囲自動設定機能「AutoPose」を搭載している。また、画像再構成の処理速度も向上し、解析処理・画像転送自動化機能も搭載している。さらに、同時に複数人分の事前設定や設定保持が可能である。以下、これらについて簡単に説明する。

1) 撮影範囲を自動設定するスキャン範囲自動設定機能「AutoPose」

当社従来機では、撮影範囲を操作者が手動で調整していたが、SCENARIA Viewでは、撮影されたスキャノグラムに対し、画像処理を行うことで撮影範囲を自動設定（自動算出された撮影範囲は操作者が確認・調整）が可能であり（図4）、この機能によって、従来CT装置の撮影範囲設定時における課題であった被検者の体格や操作者によって異なる撮影範囲の設定を効率よく行えたり、再検査時などにおける撮影範囲の位置再現性の向上にもつながり、検査時間の削減に貢献している。

2) 画像再構成の処理速度向上

高速・高精細化したマルチスライスCTを真に活かすため、画像1枚あたりの再構成時間を当社従来機と比較し、47％短縮し、最大60枚／秒の画像再構成速度を達成する。これにより連続する検査をスムーズに進めることが可能となる。

3) 解析処理・画像転送自動化機能

MPR表示や3D処理がルーチンとして、取り扱われる現在、画像転送までにさまざまな操作手順が必要となる。そこで、MPR表示や3D処理を後処理として、撮影プロトコルに組み込むことで、一連の作業手順が自動化され、作業時間の短縮が図れる。

4) 同時に複数人分の事前設定や設定保持が可能

CTの高精細・高速化により、撮影や解析において操作者にはさまざまな作業が求められる。SCENARIA Viewでは、ページをめくるように被検者ワークフローを行き来できる「検査タブ」、同一被検者内の撮影から解析処理まで行き来できる「ナビタブ」を設けた。この2つのタブ切換え機能によりストレスのない作業を実現している（図5）。

● 被検者や操作者の負担を軽減するガントリデザイン

SCENARIA Viewでは、80cm開口径を実現してもコンパクトなガントリ、最大20cm可動する

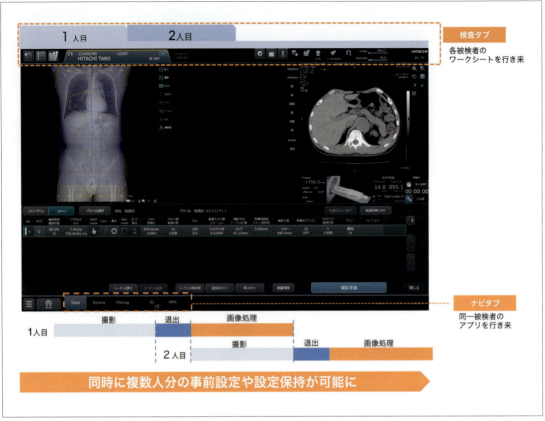

図5 事前設定や設定保持を可能にする「検査タブ」と「ナビタブ」（イメージ）

寝台横スライド機能、アクセス性が向上した集中操作パネル、Touch Visionにより被検者と操作者にやさしい検査空間を実現している。以下、これらについて簡単に説明する。

1）80cm開口径を実現してもコンパクトなガントリ

ガントリの開口径は、従来機SCEANRIAより5cm広い80cmを実現しながらも、ガントリはSquare Ellipse（四角楕円）デザインを採用したことで、コンパクトに仕上げている。さらに、開口部をなめらかな形状にすることで被検者へのアクセス性を向上させている。

2）最大20cm可動する寝台横スライド機能

SCENARIA Viewの寝台は、従来機SCENARIAと同様に横寝台スライド機能を搭載している。寝台の横移動の範囲はSCEANRIAと比べ、4cm広がり、20cmとなったことで心臓領域だけでなく、肩などの整形領域の位置決めの際の利便性が向上している。

3）アクセス性が向上した集中操作パネル

ガントリの左右に配置された操作パネルは人間工学に基づき、操作手順や頻度に配慮し、操作ボタンを集約した集中操作パネルを採用した。これにより、操作者は被検者から目を離さずにスピーディーな操作が可能となる。

4）Touch Vision

ガントリ正面のモニタを15インチに大型化することで、被検者への検査ガイダンスもさらにスムーズになった。11ヵ国語に対応し、手話による説明も可能となっている。

● 省スペース設計およびEco modeの搭載

SCENARIA Viewでは、省スペース設計を実現している。また、長くお使いいただくため、省エネ機能として、Eco modeを搭載している。以下、これらについて簡単に説明する。

1）省スペース設計

SCENARIA Viewでは、ガントリ、寝台、操作卓だけの真の3ユニット構成（電源電圧400V時）を実現した。これにより、検査室にはシステムトランスや別ユニットがなく、検査室スペースの有効活用が可能となっている。

2）Eco mode

SCENARIA Viewでは、省エネ機能としてEco modeを搭載しており、Eco modeには2つの機能がある。1つはOn-time Standbyと呼ばれる機能であり、ガントリ内に内蔵されている機器を制御することで消費電力をEco mode未使用時と比べ、最大18％低減する。もう1つはOff-time modeと呼ばれる機能であり、特性安定のため、待機時でも通電しているX線検出装置への通電時間を制御し、Eco mode未使用時と比べ、消費電力を最大70％低減する機能である。

● まとめ

本稿では、日立の新しいX線CT装置『SCENARIA View』について、簡単に紹介した。SCENARIA Viewは、「進化したから見える、新しい世界をあなたに。」をコンセプトに、診る人、操作する人、検査を受ける人のために進化を続ける。さらなる進化を遂げるX線CT装置SCENARIA Viewにご期待いただきたい。

SCENARIA、SCENARIA Viewは株式会社日立製作所の登録商標。
販売名：全身用X線CT診断装置SCENARIA View
医療機器認証番号：230ABBZX00027000
販売名：全身用X線CT診断装置　SCENARIA
医療機器認証番号：221ABBZX00081000

参考文献

1) 中澤哲夫：SCENARIA・Supria/Supria Grandeのこの1年間の進歩 映像情報 Medical増刊号 Multislice CT 2017 Book 49(8): 194-197, 2017

CT、この1年の歩み

IQonスペクトラルCTの紹介

CTモダリティスペシャリスト **小薗井剛**
株式会社フィリップス・ジャパン DIマーケティンググループ

●はじめに

　CT装置における新たな撮影、解析手法としてdual energy CT装置が登場し10年以上が経過している。Dual energy CTは、2つの異なるX線エネルギーを用いて画像を作成することで、ヨード密度、実効原子番号、尿酸などの情報を得ることができる。これにより、CT値と形態学情報では判別が難しかった病変の組織性状を前述したCT値以外の指標をもって判別、診断できる利点がある。

　従来のdual energy CT装置は、管球側で2つの異なる管電圧を利用してX線を照射する方式のため、撮影前にdual energy CTで撮影するか否かの判断が必要となる。さらに、従来からの管電圧120kVpによる撮影も加えるならば被ばく増大の可能性にもつながりワークフローに大きな問題点を抱えていた。また、2つの異なる管電圧を照射する方式は複数あるが、それらはいくつかの撮影パラメータの制限を許容せざるを得ない。スキャンフィールドの縮小、自動露出機構、心電図同期撮影への対応不可がそれにあたる。また取得した2つのデータに空間的、時間的なズレが生じるため、画質への影響も懸念される。

　フィリップスが2016年に上市した『IQonスペクトラルCT』は、異なる素材の検出器を上下2層に配置した「NanoPanel Prism」を搭載したCTである。二層検出器は、1つの連続X線エネルギーを2つの低および高エネルギーのプロジェクションデータに分光して取得する（図1）。取得した2つの異なるエネルギーのプロジェクションデータを光電効果とコンプトン散乱の減弱データに弁別

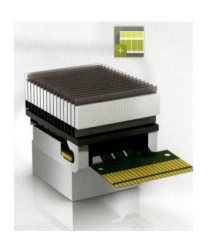
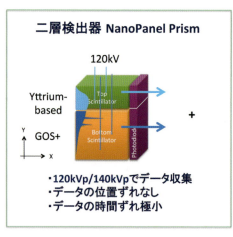

図1 二層検出器 NanoPanel Prism

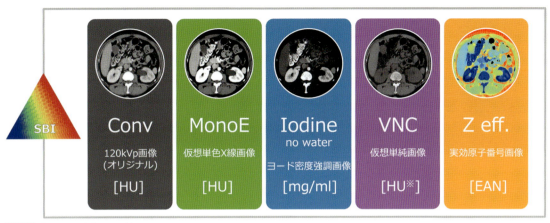

図2 Spectral Based Image

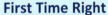

図3 First Time Right

して再編成することでSpectral Based Image（以下、SBI）を作成する。このスペクトラルリコンストラクションの過程によって、エネルギー分解能の影響が解消されSignal-to-Noise Ratioが高い画質が得られる。SBIは、120kVp画像と従来dual energy CTで解析できる画像（仮想単色X線、ヨード密度、実効原子番号など）を含んでおり（図2）、クライアント型解析ワークステーション「IntelliSpace Portal（以下、ISP）」にて、読影室、CT操作室など必要な場所にクライアント端末を配置することで解析可能である。これらのシステム構成によりIQonスペクトラルCTはdual energy CT画像がトレードオフなくレトロスペクティブに得られる画期的なCT装置である。

現在、フィリップスは「First Time Right（以下、FTR）」を提唱している。FTRの定義は「画像診断において、いち早く診断を確定させるため、より低コストで診断のアウトプットを最大にすること」であり、フィリップスはこれに沿った装置開発とソリューション提案を進めている（図3）。IQonスペクトラルCTは、FTRで掲げた4つの項目を高い水準で満たす装置である。本稿ではFTRに沿って本装置の3つの特長を紹介する。

● 患者負担の低減、医療従事者へのサポートの強化

従来、造影CT検査において腎機能の悪い患者に造影剤量を減らす必要がある場合は、80kVp、100kVpなどを用いた低管電圧撮影が一般的な手法であった。

当社の従来CT装置では、肝臓ダイナミック撮

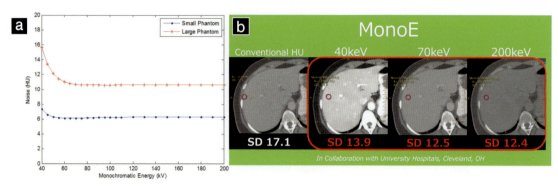

図4 スペクトラルリコンストラクション
a：ファントム実験によるMonoE keV変化によるノイズ上昇の度合い
b：肝臓画像によるMonoE keV変化によるノイズ値（SD）の変化

影で80kVp撮影を用いた際は120kVp撮影と比較して造影剤投与量を40％低減できた[1]という報告がされている。低管電圧撮影は従来120kVp撮影よりも画像ノイズが増大する傾向があるが、これは逐次近似法によるノイズ低減技術である程度対処可能である。

IQonスペクトラルCTは、SBIから仮想単色X線画像を作成することにより、造影効果を従来の低管電圧撮影よりも大幅に向上させることが可能である。SBI上の仮想単色X線画像は40から200keVと設定レンジが広く、ISP上のスライダーバーでの直感的な操作により1keV刻みで調整可能である。

仮想単色X線画像の低いエネルギーの画像を用いることにより、IQonスペクトラルCTは、最大で従来投与量の25％まで減量することが可能である。

肝臓ダイナミック撮影では、撮影パラメータを変更することなく造影剤投与量を50％低減しながら従来120kVp撮影の100％投与量と変わらない画質と病変の顕著性を得られるとの報告がされている[2]。

仮想単色X線画像は、造影能、組織コントラストの向上、ビームハードニングおよび金属アーチファクトの低減などさまざまな利点が得られるため、dual energy装置でも使用頻度が高い画像である。しかし、低いエネルギーの仮想単色X線画像は、画像ノイズの指数関数的な増大により造影効果の向上の恩恵が得にくい画像が作成され、前述した仮想単色X線画像のもつメリットだけを得

ることは難しく使用は限定的であった[3]。

この問題に対して、IQonスペクトラルCTは、SBIを作成する際に逐次近似法を応用した専用のスペクトラルリコンストラクションを新たに開発し、SBIに含まれる基準画像のノイズを再構成時に低減している。これにより、SBIの仮想単色X線画像はどのエネルギー帯でもノイズの増大はきわめて少なく、造影能、組織コントラストの向上、金属アーチファクト低減というメリットを全身領域で得ることが可能である（図4）[4]。

● 正しい治療方針を決定するための適切な検査の実施

CT装置の多列化、ガントリ回転速度の向上により、虚血性心疾患における心臓CT検査はその臨床的意義を大きくしている。経皮的冠動脈カテーテル術（PCI）の前後の冠疾患スクリーニング、フォローアップとして心臓CTは一般化してきた。

フィリップスのCTは、16列CTより撮影中の心拍変動による生じるバンディングアーチファクトを自動で修正する特許技術「Beat to Beat Variable Delay Algorithm」、撮影中の心電図より不整脈をレトロスペクティブに自動検知、編集する「Auto Arrhythmia Detection」、撮影中の心拍より最適な時間分解能を設定する「Adaptive MaxCycle」など、従来心臓CT撮影における課題であった撮影中の心拍変動、高心拍が原因の画質劣化を防ぐ独自機能を備えている。これらは操作者が特に設定や操作をする必要なくルーチンで使

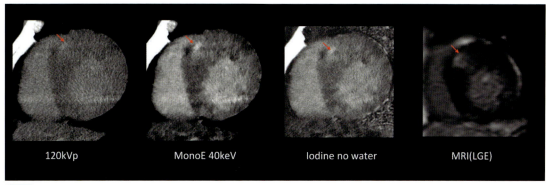

図5 遅延造影画像
40歳代男性。120kVp画像では遅延造影を示唆するのは困難だが、MonoEやIodine no waterでは、明らかな遅延造影を認めた（赤矢印）。MRI造影相に匹敵する造影コントラストを得ることができている。

用することが可能である。これにより、フィリップスのCTはより精度の高い心臓CT撮影をルーチンで簡便に施行することが可能である。

IQonスペクトラルCTは、上記の機能を備えた上でヨード密度画像を用いた冠動脈石灰化のブルーミングアーチファクト低減、ステント内腔評価の精度向上、仮想単色X線画像を用いた造影剤量の低減が心臓CTにおいて有用であると考えられる。

また、最近は冠動脈だけでなく同時に心筋虚血、心筋機能評価の必要性も重要となってきている。これには、仮想単色X線画像を用いた遅延造影画像のコントラスト向上、ヨード密度を用いた心筋の定量評価、心筋組織細胞外液分画（ECV）の算出など遅延造影画像の評価で課題とされていた点を克服している（図5）。

● 有益かつ意思決定をサポートするデータの活用

IQonスペクトラルCTは、今春よりIQon EliteスペクトラルCTへと進化した。IQon EliteスペクトラルCTは、すべての従来120kVp撮影プロトコルでレトロスペクティブなdual energy解析ができるという最大の利点を活かしつつ、FTRの概念に沿ってSBI解析画像の種類とスループット向上を果たした装置である。以下に詳細を記す。

1) Calcium Suppression（カルシウム抑制画像）

カルシウムに寄与するX線の減弱を示すボクセルを抑制して、骨の内部構造を画像化する。

これにより、正状な骨膜、緻密骨は抑制されるが、内部に含有されている水成分が描出され、浮腫や変性の状態を示していると考えられている。カルシウムの抑制度合いを調整するパラメータ「Suppression Index」により、患者ごとに最適なイメージを提供できる。

Calcium Suppressionは、従来CT画像では判別が困難であった骨挫傷、腫瘍の骨転移の評価に有用である。CT検査でこのような病変を検出した場合はMRI検査による確定、そして治療方針を検討するワークフローが一般的だが、Calcium Suppressionは、第1選択のCT検査においてより多くの情報を得ることにより、診断から治療のワークフローを最適化する画像として期待されている（図6）。

2) Electron Density（電子密度画像）

水の電子密度を100%として、他の物質を相対値で表す。

電子密度画像は治療に使用するビームデータとリンクさせることにより、患者体内の線量分布の表示、治療すべき腫瘍病変、リスク臓器の線量評価に用いられ患者ごとの精密な治療を可能としている。

従来の電子密度画像は、電子密度ファントムをCT装置で撮影して換算式を用いて計算していた。IQon EliteスペクトラルCTの電子密度はSBIから直接計算、表示する方式で従来方式よりスループットが高く、軟部組織のより精密な弁別の可能

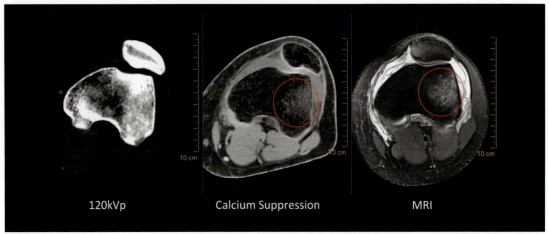

図6 骨挫傷画像
10歳代男性。120kVp画像では骨挫傷を示唆するのは困難だが、Calcium Suppressionでは、明らかな骨挫傷を認めた（赤丸）。MRI画像の所見とも一致している。

性が示唆されている[5]。

3）Hypersight Reconstruction

　SBI再構成のワークフローの見直しおよびハードウェアの増強により、SBI再構成速度はさらに向上した。SBI画像は、これまでもルーチン検査における使用に問題ないが、いくつかのコンポーネントを並列で計算するワークフローには、まだ改善の余地があった。Hypersight Reconstructionによりこれが最適化されIQonスペクトラルCTのレトロスペクティブにdual energy解析が可能な利点を今まで以上に多くの症例で活用できるようになった。

　IQon EliteスペクトラルCTにより、dual energyはルーチン検査の一部となり、画像診断の精度向上、患者の被ばく、投与造影剤量の負担低減など多くのメリットを提供できるようになった。IQon EliteスペクトラルCTは、CT装置のスタンダードである120kVp画像を得ると同時に、ヨード密度画像や前述した画像によって従来では得られなかった質的診断の情報をレトロスペクティブに付加することが可能であり、従来の画像診断から治療に至るまでのワークフローの改善に大きく寄与できる。

参考文献

1) Nakaura T et al: Abdominal Dynamic CT in Patients with Renal Dysfunction:Contrast Agent Dose Reduction with Low Tube Voltage and High Tube current-Time product Setting Settings at 256-Detectir Row CT. Radiology 261（2）: 167-176, 2011

2) Nagayama Y et al: Dual-layer DECT for multiphasic hepatic CT with 50 percent iodine load: a matched-pair comparison with a 120kVp protocol. Eur Radiology 28（4）: 1719-1730, 2018

3) Matsumoto K et al: Virtual Monochromatic Spectral Imaging with Fast Kilovoltage Switching: Improved Image Quality as Compared with That Obtained with Conventional 120-kVp CT. Radiology 259（1）: 257-262, 2011

4) Brown KM et al: Impact of spectral separation in dual-energy CT with anti-correlated statistical reconstruction. The 13th Int. Meeting on Fully Three-Dimensional Image Reconstruction in Radiology and Nuclear Medicine. 491-495, 2015

5) Hua CH et al: Accuracy of electron density, effective atomic number, and iodine concentration determination with a dual-layer dual-energy computed tomography system. Med Phys, 2018 https://doi.org/10.1002/mp.12903

連載

本電子書籍は映像情報メディカル2016年4月号〜2017年3月号まで掲載された連載記事をまとめたものです。

こだわりのCT画像処理

各領域の画像処理エキスパートによる、"こだわり"と"こだわらない"CT画像処理のポイント・ノウハウを伝授

［企画・監修］宮下宗治（社会医療法人耳鼻咽喉科麻生病院）
　　　　　　　山口隆義（華岡青洲記念心臓血管クリニック）

映像情報メディカル掲載の好評連載1年分全12回を電子書籍で1冊に！

下記電子書籍ストアにてお求めいただけます
※予告なく変更になる場合がございます。

こちらで販売中
 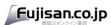 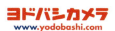

pass ブックパス　BookLive　YONDEMILL

ebookjapan　Neowing　U-NEXT

- ●カテーテル治療を目的とした冠動脈慢性完全閉塞病変に対する冠動脈CTA撮影と画像処理技術
　山口隆義／華岡青洲記念心臓血管クリニック
- ●肝悪性腫瘍における術前シミュレーション
　原田耕平／札幌医科大学附属病院
- ●手外科領域におけるCT画像
　風間清子／新潟手の外科研究所 新潟手の外科研究所病院
- ●4D撮影および加算平均処理を用いた造影剤量低減への挑戦
　根宜典行ほか／神戸大学医学部附属病院
- ●冠動脈疾患のリスク評価を目的とした単純CTの画像解析
　望月純二／医療法人社団健心会 みなみ野循環器病院
- ●Dual Energy CTを用いた3D-CT-Angio Subtractionの有用性
　〜Dual Energy Virtual image subtraction〜
　富田博信／埼玉県済生会川口総合病院
- ●Dual Energy CTを用いた大腸癌術前支援画像
　小林隆幸／北里大学北里研究所病院
- ●TAVI治療に対するCT撮影と画像解析技術
　望月卓馬／聖隷福祉事業団 聖隷浜松病院
- ●PhyZiodynamicsを用いた新たな冠動脈血流イメージング
　小島　幸ほか／九州大学病院
- ●下肢3D-CTVenographyの画像処理について
　〜Klippel-Trenaunay症候群における深部静脈の画像表示法〜
　杉野泰教／社会医療法人 大雄会第一病院
- ●絞扼性腸閉塞におけるsliding法を用いた最適断面表示
　―2層式検出器搭載IQon spectral CTによる新たな展開を併せて―
　本田恵一／国家公務員共済組合連合会 熊本中央病院
- ●3D-Labで作成する脳神経外科領域の3次元画像処理
　平野　透／札幌医科大学附属病院

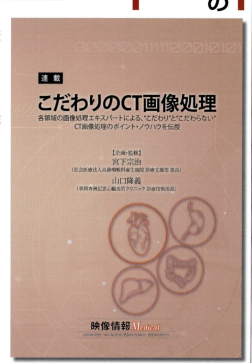

全76頁　￥1,280（税込）

【お問い合わせ】
産業開発機構株式会社
映像情報メディカル編集部
[TEL] 03-3861-7051
[FAX] 03-5687-7744
[E-mail] sales@eizojoho.co.jp

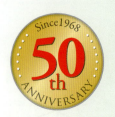

2018 BOOK
Multislice CT
マルチスライス CT 2018 BOOK

映像情報メディカル 増刊号

発行所　産業開発機構株式会社
　　　　〒111-0053 東京都台東区浅草橋 2-2-10
　　　　　　　　　　　　　　　　　　カナレビル
　　　　TEL.03-3861-7051（代表）
　　　　FAX.03-5687-7744
　　　　E-mail：medical@eizojoho.co.jp
　　　　URL：http://www.eizojoho.co.jp/
発行人　分部康平
編　集　平栗 裕規　波並 雅広　分部 陽介
　　　　加茂 未亜
本文デザイン・DTP　ライブコンタクト
印　刷　三報社印刷株式会社

広告索引

キヤノンメディカルシステムズ	表2
ザイオソフト／アミン	表3
キヤノンメディカルシステムズ	表4
バイエル薬品	表2対向(P.1)
インテグラル	（P.2）
（記事広告）キヤノンメディカルシステムズ	（P.10）
（記事広告）日立製作所	（P.12）
東洋メディック	（P.16）

平成30年 7 月 24 日発行
（第50巻　第8号　通巻924号）

郵便振込　00110-2-14817
※ 禁無断転載